JN049058

新・社会福祉士シリーズ **8**

ソーシャルワークの理論と方法

福祉臨床シリーズ編集委員会編

責任編集＝坂野憲司・増田康弘

弘文堂

はじめに

　周知のとおり、2021（令和3）年度から、社会福祉士・精神保健福祉士養成施設において新カリキュラムがスタートすることになりました。何よりこれまでの科目名にあった「相談援助」が「ソーシャルワーク」に置き換えられたことは、社会福祉士や精神保健福祉士がソーシャルワークを実践する国家資格として明確に示されたという意味において、大きなことと言えるでしょう。また、とりわけ2014年7月に改正されたソーシャルワークのグローバル定義以降、「社会変革と社会開発」という言葉に示されるように、ミクロからメゾ・マクロへと、包括的な支援の理論と実践が重視されています。

　そのような状況を踏まえ、本書『ソーシャルワークの理論と方法』は、①人と環境との交互作用に関する理論とミクロ・メゾ・マクロレベルにおけるソーシャルワークについて理解する、②ソーシャルワークのさまざまな実践モデルとアプローチについて理解する、③ソーシャルワークの過程とそれに係る知識と技術について理解する、④コミュニティワークの概念とその展開について理解する、⑤ソーシャルワークにおけるスーパービジョンについて理解する、ことを目標に据え構成されています。

　具体的な本書の構成は、第1章「ソーシャルワークの価値と臨床の知」、第2章「ソーシャルワークの視座」、第3章「ソーシャルワークの実践モデル」、第4章「ソーシャルワークのアプローチ」、第5章「ソーシャルワークの過程」、第6章「ソーシャルワークの記録」、第7章「ソーシャルワークにおけるケアマネジメント」、第8章「集団を活用した支援」、第9章「地域を対象としたソーシャルワーク」、第10章「ソーシャルワークにおけるスーパービジョン」、第11章「ソーシャルワークにおけるコンサルテーション」、第12章「ソーシャルワーク臨床の課題」となっています。

　第1章では、本シリーズのキー・コンセプトである「臨床的」であることの意味や態度としての「臨床」について概説しています。第2章から第11章までは、カリキュラムに示された教育内容を詳述しています。そして、第12章においては、ソーシャルワーク臨床の課題として、今後のソーシャルワークのあり方について「臨床的」な視点から語っています。

　本書の作成においては、社会福祉、精神保健福祉、保健医療、看護、教育などの現場に身を置いた経験のある方や、現在もそれぞれの現場に何らかの形でかかわりを持つ方に執筆を依頼しました。執筆に際しては、新カリキュラムの内容を踏まえた上で、比較的自由に各執筆者の考え、思い、

願いなどを展開しています。各章末には原則的に「理解を深めるための参考文献」を設け、学修効果の高まりや深まりを目指しています。また「コラム」を通して、ソーシャルワークの日常性や社会性について考えることができるよう工夫してあります。

　繰り返しになりますが、本書は国が示す教育内容をすべて網羅し、それについてわかりやすく書かれていると同時に、執筆者それぞれの発想（体験、主観、気づきなど）をできる限り活かしたものとなっています。社会福祉士や精神保健福祉士を目指す方々が、本書によって「ソーシャルワークの理論と方法」について学修し、そうぞうりょく（想像力・創造力）豊かなソーシャルワーカーになられることを願っております。

　ともに知を深め、技を磨き、夢を語りましょう。

2021 年 1 月

責任編者を代表して

増田康弘

目次

ソーシャルワークの理論と方法 (60 時間)〈2021 年度からのシラバスと本書との対応表〉

含まれるべき事項	想定される教育内容の例		本書との対応
大項目	中項目	小項目（例示）	
④ソーシャルワークの記録	1 記録の意義と目的	●ソーシャルワークの質の向上 ●支援の継続性、一貫性 ●機関の運営管理 ●教育、研究 ●アカウンタビリティ	第6章1節
	2 記録の方法と実際	●記録の文体（叙述体、要約体、説明体等） ●項目式（フェースシート等） ●図表式（ジェノグラム、エコマップ等）	第6章2節
⑤ケアマネジメント	1 ケアマネジメントの原則	●ケアマネジメントの歴史 ●適用と対象	第7章3節
	2 ケアマネジメントの意義と方法	●ケアマネジメントの意義 ●ケアマネジメントのプロセス ●ケアマネジメントのモデル	第7章2、4節
⑥集団を活用した支援	1 グループワークの意義と目的	●グループダイナミクス	第8章1節
	2 グループワークの原則	●個別化の原則、受容の原則、参加の原則、体験の原則、葛藤解決の原則、制限の原則、継続評価の原則	第8章2節
	3 グループワークの展開過程	●準備期、開始期、作業期、終結期	第8章3節
	4 セルフヘルプグループ	●共感性、分かち合い ●ヘルパーセラピー原則 ●体験的知識 ●役割モデルの習得 ●援助者の役割	第8章4節
⑦コミュニティワーク	1 コミュニティワークの意義と目的	●ソーシャルインクルージョン ●住民参加	第9章1、2節
	2 コミュニティワークの展開	●地域アセスメント ●地域課題の発見・認識 ●実施計画とモニタリング ●組織化 ●社会資源の開発 ●評価と実施計画の更新	第9章3節
⑧スーパービジョンとコンサルテーション	1 スーパービジョンの意義、目的、方法	●スーパービジョンの定義 ●スーパーバイザーとスーパーバイジーの関係 ●スーパービジョンの機能 ●スーパービジョンの形態と方法	第10章
	2 コンサルテーションの意義、目的、方法	●コンサルテーションの定義 ●コンサルタントとコンサルティーの関係 ●コンサルテーションの方法	第11章

注）この対応表は、厚生労働省が発表したシラバスの内容が、本書のどの章・節で扱われているかを示しています。
全体にかかわる項目については、「本書との対応」欄には挙げていません。
「想定される教育内容の例」で挙げられていない重要項目については、独自の視点で盛り込んであります。目次や索引でご確認ください。

第1章 ソーシャルワークの価値と臨床の知

ソーシャルワークの価値とは何か。これは、ソーシャルワークの基本的な問いである。利用者一人ひとりが生きていくにあたって、ソーシャルワークが十分貢献しているのかどうかを確認する根本的な問いだからである。本章では、臨床からの発想と照らし合わせた上で、この根本的な問いにソーシャルワークが応えていくための条件を提示する。

1

臨床の知という視点から、援助者の基本的態度・姿勢としての臨床のあり方を明示し、社会福祉を学ぶ学生、現場で働く現任者が、援助者像の再確認とこれからの方向性を描けるようにする。

2

実習体験を経た学生の報告を参考に、援助関係の相互性を再確認する。その都度その都度の"いまここで"のリアリティを実感していく姿勢が、ソーシャルワーカーの出発点になることを理解する。

3

ソーシャルワークの価値前提と"ケースワークの原則"の関連性について例示する。インフォームド・コンセント、ノーマライゼーションといった医療福祉の基本ワードとの関連性も示していく。

4

ソーシャルワーカーの自己理解はなぜ大切なのだろうか。援助者と利用者との援助関係の中でその意味を探し当てる。このことが、ソーシャルワークの価値にも関連することを、改めて問い直す。

ソーシャルワーカーが社会における諸サービスの受給者、利用者、クライエントへと向けて働きかけるソーシャルワークの実践的な援助活動は、その領域の異同を問わず、生きた人間同士の間で繰り広げられる具体的なかかわりそのものから出発する。ここでいう生きた人間同士の具体的なかかわりとは、援助者−利用者間の関係が、言葉の真の意味で相互的であり現在進行形の個別的かかわりであることを示す。本書のオープニングであるこの第1章では、まず、この生きた人間同士の具体的なかかわりのあり方が、"臨床的"であることを明確にする。ソーシャルワーカーをはじめとする援助者にとっては通常、このことは自覚していなくてもすでに体現されていることが多い。むしろ、あまりにも身近すぎる事象であるがために自明視さえされている事柄である。この自明性を改めて問い直し、ソーシャルワークの価値とその諸原則を再確認・再編成することが大切である。その上で、再度、生きた人間同士の具体的なかかわりに新たな息吹を吹き込み活性化することが求められている。

1. 臨床の知

A. 臨床の知

　いわゆる臨床領域で駆使される技術や知識は、科学的であることが自明の理として前提とされてきた。ここでの"科学的"ということの中身は、必ずしも明確にされないままに自明の理とされてきたことも少なくない。通常、科学的であることの意味するところは、その根拠が"科学の知"の柱となっている普遍主義（普遍性）、論理主義（論理性）、客観主義（客観性）にどれだけ適合しているかどうか、ということである[1]。駆使される技術や知識が、いつでもどこでも当てはまる（普遍主義）、原因−結果の因果関係という一義的なロジックに当てはまる（論理主義）、主観−客観の分離を前提とした上で第三者に観察可能な形態的・物質的側面のみを重視する（客観主義）、この3点が強調されるのである。これらに適わないものは科学的でないものとして排除される。

　ところが、社会福祉を含むいわゆる臨床の世界において、上の3点に適合しないような現実・リアリティは厳然と存在する。援助という臨床の世界にかかわる者にとって特に、明確な事実として日々経験されてもいる。

"科学の知"に相対して"臨床の知"[1]の優位性が、明確にあらわれている世界、それが臨床という世界の特徴である。

ここに認知症の諸症状を呈している人がいるとしよう。その人に向けて、認知症の一般的なマニュアルに基づいてかかわっていくだけではあまりにも不十分・不適切であると言わざるを得ない。普遍主義では捉えきれない、その人独自のあり方へと個別的に取り組んでいくことが求められる。このように取り組む援助者でなければ、当の本人はもちろんのこと、家族やその周辺の人が、この援助者へと開かれたオープンなあり方を取れないことは明らかである。また、認知症の疾病部分だけを因果関係に即して捉え、一義的・一面的に（論理主義的に）接近しようとしても、それは医学的治療としての側面を賄うことだけに終わるだろう。認知症を呈する一人の具体的存在・人間としての多面的・重層的・全体的現実に近づこうと試みるのであれば、因果関係だけでは把握しきれない当人の感性的・体験的現実にも目を向けていかなければなるまい。さらに、人間の生物的・物質的側面を個体的測定対象として捉える客観主義は、人間の主客分離以前の生きた丸ごとの全体的存在に相互的にかかわっていく姿勢がその基盤と前提になる時に初めて、大きな成果を挙げその有効性も明確になる。認知症への医学的な対処（治療）とともに、あるいはそれ以前に、人間としての彼の苦悩や困惑を感じ取り（感性的理解）、孤立することの苦しみ・不安・不具合などを少しでも和らげ、彼とともに歩む基本姿勢が求められる。"臨床の知"は、こうした人間存在としての基本的な態度・姿勢を否応なく求めるのである。

こう見てくると、"科学の知"と"臨床の知"とは互いに対立するものとは限らない。"臨床の知"による人間の丸ごとの現実理解を通して初めて、"科学の知"によるアプローチも順調にそして効果的・有効に機能し始める。両者はこうした関係にあるのではないだろうか。"臨床の知"は、生きた1人の人間を、一義的には把握しきれない、多面的・重層的な存在として理解するよう促す。さらに、「いまここで」の一回性や独自性を個別的・全体的に把握していこうという姿勢・態度の中からしか生まれてこない、そんな知の様相を露わにしている。それは、知的側面ばかりで人間は把握しきれるものではなく、意味を求める多義的な存在へと感性的に接近することをも要請する。そして、当事者の置かれた現実、目には見えにくい現実にさえ、相互に主観的・主体的にかかわる対話的関係の中から初めて明らかになるものであるかもしれない。こうして、"臨床の知"は、当事者を孤立させないことにつながるかもしれない。少なくとも、援助者の**関心**を当事者に向けさせようと促すものである。当事者と援助者とが互

関心
interest
英語の interest は、語源的には"互いに存在し合う"ことを意味する。

3

いに協力し合い、支え合っている、そんな相互的存在であることを発見させてくれることもある。

B. 方法・態度としての臨床

　"臨床"という言葉は現在、多くの場合、その領域や分野、あるいはそれに伴う行為を示すことが一般的である。たとえば、看護師が「臨床から教育に移った」という場合、看護・医療の現場である医療機関（病院や診療所）の勤務から、教育機関（看護大学や看護専門学校）で看護教育の職務に当たることに変わったことを意味する。医療や看護の他に、心理臨床、福祉臨床という場合も、カウンセリングや心理療法を行う面接室、ソーシャルワークやケアワークを実践する現場である社会福祉施設、公的機関、あるいは在宅という場所、そしてそれらの場所において実施される臨床行為そのもの、これらを示していることが一般的である[2]。

　他方、臨床医学、臨床看護学、臨床心理学、臨床社会福祉学、臨床社会学などは、臨床という場や行為を前提とする学問分野・領域の表現である。たとえば、臨床社会学における「臨床現場に接近しなければ、臨床社会学は始まらない」[3]という言葉は、このことを端的に示している。

　ところが、"臨床"は領域や分野、あるいは領域や分野に限定された行為だけにとどまるわけではない。それは本来、1人の人間がその相手へと親身になって寄り添い、"ともに"そこに時空を共有しようとしているかどうか、という人間のかかわり方（方法）や基本的態度・姿勢に関連する事象である。言ってみれば、学問や援助実践の領域・分野以前の、1人の人間としてのあり方が問われる方法論的基盤が、"臨床"という表現の中には溢れている。たとえば、「私は、今回実習を体験して、将来ソーシャルワーカーになる、ならないとは関係なく、自分について学び、知ることの大きなきっかけを得ることができました。私は、もっと普段の自分の生活を大事にしなくてはとつくづく思いました」[4]という社会福祉の現場実習を経験した学生の感想。また、精神科病院でのソーシャルワーカーの実習を経て、苦労して担当患者にかかわることのできた学生の「このことで、これからの私は人とかかわるということに、とっても自信がつきました」[5]という報告。これら2つの表明は、それぞれの実習を経てきた者の経験が、その実習現場である社会福祉施設や精神科病院だけに限定されるわけではないということを表す。いつでもどこでも、相手を大切にしようとする人であるのならば求められる人間の基本的態度・姿勢、このことに気づいた学生の言明であるといった方が適切かもしれない。

"方法としての臨床"[6]と表現する場合の"方法"とは、社会学者アドルノの言う、あらかじめ何も手段として用意しない「非方法の方法」[7]を意味する。先に見た"科学の知"の根拠となる普遍主義、論理主義、客観主義の道具となる理論や概念、あるいはより具体的な手続きや手段等々をあらかじめ持ち込むのではなく、目の前にいる1人の人間へと白紙で臨み、「いまここで」存在している人間へと真摯に臨む、人間の基本的態度・姿勢にかかわることがここに示されている。前述の2人の学生も、実習場所や社会福祉分野に限定されない、1人の人間としての基本的態度の重要性に気づいたのである。"方法としての臨床"とはこのように、具体的には、他者とかかわる際の人間の基本的な"態度・姿勢としての臨床"が日々展開され問われているのではないだろうか。

アドルノ
Adorno-Wiesengrund,
Theodor Ludwig
1903 ～ 1969
ドイツの哲学者、社会学者、音楽評論家、作曲家。フランクフルト学派の思想家として名高い。

2. ソーシャルワーカーの基本的態度

ソーシャルワーク活動の過程の中で、ソーシャルワーカーが利用者と最初に顔を合わせる機会は通常**インテーク**という受付面接場面である。面接に相当する英語の言葉は、"interview"である。面接とは、英語表現が示す通り、利用者とソーシャルワーカーとが、互いに相（inter）見える（view）機会である。この面接の初期の段階では、本格的に援助活動に入ることよりも、互いに対面する中で相見えることを基盤にして、信頼関係を構築することに力が注がれる。面接は、いわゆる相談室や面接室で行われることも多いが、場合によっては寝たきりの高齢者のベッドサイドまでソーシャルワーカーが足を運ぶこともあれば、利用者の自宅まで訪問して、そこで実施する場合もある。面接場面に限るわけではないが、通常利用者は、ソーシャルワーカーが利用者のことを見て、そして話を聴く以上に、ソーシャルワーカーのことをよく見ており、その言葉に熱心に耳を傾けている。特に寝たきりの高齢者ともなれば、1日に会う人の数も限られるため、一人ひとりと会うときのその集中度はかなり高い。ソーシャルワーカーが、このような現実に気づかず、利用者との面接を続け、1人の人との面接はかけがえのない1人との面接として、個別化の態度で臨むことを忘れ、多くある面接のうちの1つとして臨んでしまうのであれば、その態度はよく見て聴いている利用者にとっては、不誠実なものと捉えられ、信頼関係の構築どころではなくなってしまう。面接において対面するとは

インテーク
intake
初回面接、受理面接という訳語があてがわれている。ソーシャルワーク活動の最初の入り口段階のことをいう。

このように、一方向的にソーシャルワーカーから利用者へとつながっているものではなく、いつもそこには相互性といった事態が生じている。

　ここで社会福祉の現場実習を体験した者のエピソードを紹介しておこう。いつ聴いた話であるか今は正確には覚えていないが、このエピソードはこの相互性や間柄性[8]ということを考えるとき、筆者にとっては教訓として必ず甦ってくる。

　社会福祉の現場実習を体験したある学生が語った話である。彼女は、社会福祉の現場実習先である老人ホームへ4週間あまり通い続けた。その実習の間で最も印象に残ることとして、次のような体験を挙げた。実習初日から少し早めに実習先へ到着するよう心がけ、実際実行に移していた。事前に実習指導の教員から指導を受けていた事柄でもあったのだが、実習先のスタッフやそこで生活する利用者には必ず挨拶を欠かさぬこと、状況にもよるが、学生らしくなるべく明るく元気よく挨拶すること、これらを確実に実行することを心がけていた。実習初日、実習先の玄関の横に車椅子に腰掛けていた男性の高齢者を見かけ、この老人ホームの利用者だと思い、この実習生は元気よく「おはようございます」と挨拶した。しかし、この男性からは「おはよう」の一言も返って来ず、また反応すらも感じられなかった。実習生は、こういう人もいるんだなあ、という程度に感じ、それほど気に留めることもなかった。実習2日目も、同じ場所に同じ利用者がおり、実習生は前の日と同じように「おはようございます」と挨拶したが、やはり前日同様に挨拶は返ってこないで、また反応も感じられなかった。3日目、4日目と同じことが繰り返された。相変わらずこの男性からは何の反応も感じられなかったという。そうこうしているうちに、実習も1週間ほど経過した頃だった。この実習生はいつものように、始まりの時刻よりも少し早く実習先に着き、実習先の門のところにさしかかったとき、実習指導のスタッフに会い、今日1日の予定などを話しながら、玄関を通り過ぎて数メートル建物内に入った。すると、後ろから追いかけるように例の男性利用者の声がした。「おはようございますは？」という言葉だった。男性が玄関にいたことは気づいていたが、スタッフとの話に夢中になり、ついいつもの「おはようございます」を言い忘れてしまったのだという。あわてて男性のところに戻り、改めて「おはようございます」と挨拶した。男性は小さくうなずき、行ってもよろしい、というしぐさをしたという。この実習生は、実習先でさまざまなことを学び、充実した実習であったことを振り返りながらも、特にこの男性利用者とのことが印象深かったことを報告してくれた。

　おおよそこのような話である。筆者がこの話を覚えているのは、人間存

在の相互性や間柄性を考える上でも、極めて印象深かったからである。ある人が意図していなくても、あるいは一方の人が気づいていなくても、2人以上の人間が実際にかかわり合っている中では、相互性という社会的文脈が働いており、さらにより関係を深め合うきっかけや互いに馴染み浸透し合っていく間柄性とでも言うべき次元に、人間は参入し得るのだということを改めて知ったからである。このエピソードに登場する利用者は、実習生からの「おはようございます」という挨拶には、外見上はあるいは少なくとも実習生自身にとっては、無反応のように感じられた。しかし、この利用者にとっては、実習生からの数日間にわたる「おはようございます」という挨拶は、朝この実習生と顔を合わせる際の、なくてはならぬ（欠かせない）、相互性・間柄性の確認事項とでも言うべき大切な事象になっていた。形だけの挨拶であるのならば、それは表面的なことだけにとどまっていたのかもしれない。少なくともこの利用者にとっては、表面性を超えて、文字通り「なくてはならぬもの」となっていた。だからこそ、この「なくてはならぬもの」を抜きにして、自分の前を通り過ぎようとした実習生に、「おはようございますは？」という確認を迫ったのである。あるいは、いつもと違うこの実習生との顔見せから、この利用者の身に浸透し始めている「おはようございます」を伴った実習生との、いつも通りを取り戻そうとして、この利用者はいつもとは違う反応を見せたのである。まさに、この対面的・対人的社会状況をきっかけにした事態が、このエピソードの中に集約されている。

　この実習生からの報告は、繰り返しになるが、利用者との直接的な対面的社会性の中で気づいたことの意義、またその状況の中で形成されている相互性・間柄性の意義を指摘してくれるものである。

　考えてみれば、重症心身障害児の父として名高い糸賀一雄が、「ちょっと見れば生ける屍のようだとも思える重症心身障害のこの子が、ただ無為に生きているのではなく、生き抜こうとする必死の意欲をもち、自分なりの精一杯の努力を注いで生活しているという事実を知るに及んで、私たちは、今までその子の生活の奥底を見ることができなかった自分たちを恥ずかしく思うのであった。重症な障害はこの子たちばかりでなく、この事実を見ることのできなかった私たちの眼が重症であったのである」と語り(9)、「この子らを世の光に」(10)と唱えたのは、人間としての存在のあり方を多くの人に伝えたかったからではないだろうか。重度の障害を負いつつ、それでも懸命に生きている子どもたちの姿は、その姿を目の当たりにしたとき、その目の当たりにした当人たちにむしろ、人間としての原点のあり方を問い直さざるを得なくする何かを解き放っている。「この子らに世の光

を」という表現ではなく、「この子らを世の光に」と唱えたのは、重症心身障害を背負うこの子らを目の当たりにしたとき、学ぶのはむしろ目の当たりにした当人である事実から目を逸らしてはいけない、人間としての生き方の手本がそこには詰まっている、こういったことを伝えたかったのだろう。また、こうした事実から出発するのでなければ、意味のある社会福祉的な援助活動につながらないと考えたからではないだろうか。この糸賀による思想は、糸賀自身による重症心身障害児との、毎日のように繰り返される対面的状況の中での試行錯誤体験を抜きには生まれなかったはずである。

　これまでこの節では、対面的な社会的場面の意味を、いくつかの角度から検討してきた。それはまさに、空間的なこの場を、対人的社会性の場面として体験するといったことを意味する。また、他でもないこの時を時間的に体験することをも意味する。こうした時間的・空間的体験を可能にする対面的社会状況の真只中にあって、われわれはソーシャルワーカーという援助者として（ひいては人間として）、いかにしたら利用者との間に「共有体験」を実現していけるのだろうか。ここには、ソーシャルワーカーとして取るべき基本的態度・姿勢の問題が含まれている。

　「今、ここ」の時と場を共有するために、対面的な社会的場面においてわれわれは、「今、ここさえよければ」や「今、ここさえ乗り切れば」といった刹那主義的態度でもって相手に臨むことが可能である。もう1つの典型的な態度は、茶道における一期一会の考え方と相通ずるような、「今、ここ」のこの時この瞬間の時間的・空間的場面は2度と繰り返すことはできない、だからこそ「今、ここ」を精一杯大切にして相手に臨もうとする態度である。

　これら2つの相異なる態度は、似て非なるものである。どちらかの態度を取るかによって、相手となる人の見え方や相手となる人との関係のあり方も全く異なってくる。

　「今、ここさえよければ」の刹那主義的態度は、文字通り、「今、ここ」だけの時間的・空間的次元に閉ざされた生き方・態度である。したがって、今とは異なる将来、さらに違った場所や場面においては、いかなる時間的・空間的展望も開かれない事態に陥ってしまう。ソーシャルワーク活動において、その活動とその利用者との関係を終結できるのは、その利用者について「もうこの人は、これから先、違うところでもやっていける」という時間的・空間的展望が見込めるからである。それゆえ、刹那主義的態度で利用者に臨むことは、危険でもあるし、すべきではない。

　こうした刹那主義的な態度とは対照的に、「今、ここ」の瞬間と場を精

一杯生き、誠実にかかわろうとする人の態度は、違った時間や場面に際しても、その瞬間その瞬間、その場その場を精一杯取り組もうとするその態度そのものが、一貫して取り続けられることにつながる。したがって、将来という今とは違った時間、さらには違った場面や場所の中でも、時間的・空間的展望が可能な「開かれた」一貫的な態度ということになる。

尾崎新は、パールズの「here and now」[11]（今、ここで）という言葉を紹介しながら、「面接という限定された場所と時間の中でも、クライエントが営む社会的関係の様子や歴史を示唆する情報は提供される」[12]と指摘する。尾崎の指摘は、対面的な社会状況にあって、ソーシャルワーカーを含めた援助者が取るべき態度を如実に示すものである。それは、他者との社会的場面において開かれた、ソーシャルワーカーとしての基本的態度を取ることによって、援助活動そのものが、時間的・空間的に、そして社会的に、真に「共有体験」へと開かれていく態度といってもよい。

違った言い方をすれば、「今、ここ」にある相手の姿は、これまでのその人のあり方とともに、これからのその人のあり方、また、ここではない違った場所におけるその人のあり方、これらをも予測できることを意味する。だからこそ、ソーシャルワークの場面において、それを共有化し、場合によってはその修正を図る、あるいは修正を図るためにはどうしていったらよいか、ということを、ともに考えていくことが大切になる。

3. ソーシャルワークの価値と原則

ソーシャルワークの営みは、個人による差はあれ、価値や態度の問題と関連する。人間が抱えている困難に、直接的あるいは間接的にかかわる活動だからである。他の人の困難や問題にコミットすることは、その人に影響を及ぼすということである。そこにはソーシャルワーカー自身の価値観や生活信条に基づく態度・姿勢が現れて来ざるを得ない。こうした価値や態度・姿勢を否定することは現実的ではないし、得策でもない。むしろソーシャルワーカー自身の価値、態度・姿勢を積極的に活用することが求められる。そのために、援助者自身の価値、態度・姿勢を明確にしておく必要がある。

ブトゥリムによるソーシャルワークの**価値前提**、①人間尊重、②人間の社会性、③変化の可能性、の３つを、まずは検討しておこう[13]。

ブトゥリム
Butrym, Zofia T.
ポーランド出身のソーシャルワーク実践者・研究者。1950 年代前半に、英国ロンドンにてソーシャルワーク活動に従事。1950 年代後半からは、ロンドン大学にてソーシャルワークの研究、教育に携わっている。

価値前提
ブトゥリムの主張する価値前提とは、ソーシャルワークという援助活動が果たして価値あるものとして認められるかどうか、それを判断するための判断基準、つまりはソーシャルワークの前提となる基本的な価値基準とみてよい。

A. 人間尊重

　人間尊重とは、人間が人間として生まれてきた事実そのものに付与される価値前提である。その人間の属性や業績にかかわらず、本来人間は尊重されるべき存在として生まれてきている、という価値前提がこの人間尊重という考え方である。人間尊重とは、そこから他の価値が引き出される、中心的な道徳的価値である。ソーシャルワークにおける指針や方向性を与えるものとしても、当然機能する。ソーシャルワークの成立する基盤が、この人間尊重という価値前提から生まれている。仮に人間という存在が尊重するに値しないならば、援助という発想そのものが生まれてこないからである。

ケースワークの原則
後述する「ケースワーク関係の諸原則」のこと。

　援助関係における基本的態度の原則である"ケースワークの原則"[14]も、その存立基盤は、人間尊重という価値前提にある。特にその中心的原則である「受容」と「個別化」は、人間尊重という価値前提と直結するものである。受容とは、利用者をそのあるがままの姿において、真正面から受けとめていこうとする援助者の基本的態度である。利用者の行為が合法的なものかどうか、利用者をめぐる状況が険悪なものかどうか、などを、援助活動を実施していく上では重要なものであることを認めつつも、まずは利用者自身の存在そのものを認めていこうという態度には、人間尊重の姿勢が貫かれている。個別化は、他の誰でもない、かけがえのない存在として利用者自身を理解していこうという姿勢である。ここでは、抽象的な人間一般を尊重していこうというよりも、一人ひとりの人間をその違いにおいて具体的に尊重していこうという姿勢が具現化される。

　人間尊重という価値前提は、以上のように、具体的なソーシャルワークにおける基本的視点に結びつく。この価値前提に欠ける援助は基本的には成立不可能である。存在するとしたら、それは基本的な価値前提や視点に欠ける、その場しのぎの小手先の技術・方法につながるか、あるいはソーシャルワーカーの自己防衛に過ぎなくなる。人間尊重は、人間への基本的まなざしとして、理由なしに発せられるものである。

B. 人間の社会性

　人間は他者とのかかわりを基盤とした社会的存在である。直接的か間接的かを問わず、他者の存在を抜きにしては、われわれはそもそも生きていない事実に目を向ける必要がある。

　完全に自給自足している人間以外に、現代社会において、他者の存在を

抜きにして存在している人間はいるだろうか。着ている服はどうか。日々の糧である食料は全部自分で作っているのだろうか。そもそも完全に自給自足している人間は本当にいるのだろうか。少し話が大げさになってしまったが、要は、他者とのかかわりなくしては、われわれは存在し得ないことを踏まえる必要がある。ソーシャルワークも当然のことながら、人間の社会性という前提があって初めて可能なのである。

　利用者が抱えるさまざまな困難は、多かれ少なかれ社会性を帯びている。高齢であることは、生物的現象であるとともに、そのことが問題化されるときには社会性を帯びる。なぜ高齢になると生きにくくなるのか。そもそも高齢化社会なる言葉は、なぜ生まれる必要があったのか。また貧困の理由を個人の怠惰に求めることは、いかにも古典的過ぎる。格差社会の問題を見れば一目瞭然である。これらの困難や問題の軽減へ、あるいはその解決へと試行錯誤を経つつも働きかけていく、その行為そのものがすでにその利用者の社会性を前提にした営みである。社会的使命と社会的責任を負っているという意味で、ソーシャルワーカー自身も社会性を前提にした存在である。このように見てくると、利用者の抱える困難や問題性、ソーシャルワークという活動、ソーシャルワーカーの存在、これら複数の次元から、ソーシャルワークという援助活動そのものが人間の社会性という前提を踏まえている。

　「利用者の自己決定」には、上記とは若干異なるタイプの人間の社会性が問題となる。発達的には、人間は、母親との依存関係という社会的脈絡の中で育つ。こうした依存関係が成人後も過度に続く場合、母子ともども援助の必要性が生まれる。互いが1人の人間として、適度な距離の関係や付き合いが必要になる。このような自立した関係の中で、それぞれが自分自身で物事を判断し、決定していけるのである。近年強調されている、医師－患者関係における**インフォームド・コンセント**は、両者の関係の対等化（適度な距離とつながりのある、援助関係の対等化）を図ることによって、患者側の自己決定を求める動きであると理解できよう。また、**ノーマライゼーション**は、直接的な援助者・利用者の相互作用の中で進められること以上に、個人と社会との関係の正常化（共生）を訴えるものである。たとえば、障害を背負って生きている個人が、彼を取り巻く健常者中心の社会の、さまざまなタイプの障壁（先入観、偏見、差別などを含む）を取り除く努力を通して、自立した生活の中で自らの判断で物事を決定していこうとするときの訴えと理解することも可能である。

　人間の社会性という価値前提には、このように、依存と自立という社会性の両契機が含まれ、ソーシャルワークにおいてはこの両方の契機を見き

インフォームド・コンセント
informed consent
医療の世界で使われることが多い。患者が自分の病状に関することを十分知らされた（informed）上で、今後の治療方針を承諾（consent）し、展開していくこと。

ノーマライゼーション
normalization
障害者、高齢者、児童、女性など、これまで社会的弱者と呼ばれてきた人でも、それぞれがそれぞれの人らしさを発揮して、違和感なく暮らせる社会、あるいはそれを実現させていこうとする運動そのもののことをいう。

わめ、必要に応じて的確に活かしていくことが求められる。

C. 変化の可能性

　人間の変化の可能性という価値前提は、時間的存在を射程に入れている。この場合の時間は、定量化できるような時計時間（物理的時間）よりもむしろ、質的な時間、他者や事物との関係の中で決まってくる関係的時間、あるいは体験時間と称される類いの時間である。したがって、この人間の変化という場合の"変化"も、単なる生物的変化ではなく、文字通り人間的変化、人格的変化を意味する。この価値前提への信念がなければ、やはりソーシャルワーク活動は生まれない。人間が現在の困難な状況を乗り越えていくという可能性への信頼がなければ、援助行為への契機が生まれてこない。この変化の可能性とは、より具体的には、量り得ないような困難や挫折に遭遇している人間が、さまざまな契機を通して、たとえ長時間を要しても、それらに真正面から立ち向かえる勇気が出てきたり、その勇気を通して困難や挫折を克服したり、その状態から越え出ていこうという意志が生まれてきたりということが含まれる。

　援助関係の中で、利用者の感情表現を大切にする「意図的な感情表現」が指摘され、それを実現するために、援助者の共感的理解の態度や「統制された情緒的関与」が必要とされるのも、人間の変化の可能性への有力な手がかりとして、人間の感情に注目するからである。特に、辛い、悲しい、苦しい、といったいわゆる否定的な感情は、表に現すのではなく、抑えられてしまう場合が多い。援助関係ではむしろ、それらを表現することが促される。否定的感情を抑えてしまう場合、頭、あるいは認識面では解決したかのような問題も、気づかないままにそれにこだわり続ける自分がそこにいることが多い。過去に起きた辛いことや悲しいことに、思い切り涙を流すことを通して、その過去に滞っていた体験時間が流れ出し、生気を取りもどした人は数知れない。そうした困難や苦境、挫折などを真に克服した人は、驚くほどの人間的・人格的成長を見せる。**精神分析**による精神療法は、このことを治療的援助に活用し得る端的な実際例である。

精神分析
psycho-analysis
オーストリアのユダヤ系精神科医フロイト，S. が創始した精神療法。"無意識"の活用でよく知られている。

12

4. ソーシャルワーカーの自己理解

ソーシャルワークの価値やソーシャルワーカーの基本的態度・姿勢について、ブトゥリムの指摘する価値前提と**バイステック**の「ケースワーク関係の諸原則」を参考に整理してきた。これらの価値前提や原則に基づく基本的態度・姿勢を単なる机上のものにとどめるのではなく、より実際的に援助活動において活用していくためには、ソーシャルワーカー自らが日頃から自分自身の理解を深めていくことが欠かせない。

たとえば、日常において自分自身の友人関係にはどのような傾向があるのか把握しておくのもよいだろう。友人は多いか少ないか、深い付き合いを継続的に続けることが多いのか、いわゆる浅く広くなのか、など。喜怒哀楽に関する自分自身の感情表現の傾向はどうなっているのか。ドラマを観ていてもらい泣きするほど涙もろい、スポーツの試合で自分の応援するチームが負けるとしばらくイライラしている、など。こういったことからも自分自身の感情表現の傾向がつかめるものである。もちろん、ソーシャルワーカーとしての自分自身の傾向を知るために、ケース記録を読み返し、自分自身の援助姿勢の特徴を把握することも大切である。工夫次第によって、自己理解をより深めることが可能になってくる。

できれば、自分1人で自己理解を深めるだけではなく、他者の目を通した自己理解をより重視しておきたい。自分1人で行う振り返り作業は、どうしても自分自身の悪い点や、修正すべき点だけに注意が集中しがちである。"反省"という言葉が多用される中に、このことは集約されている。人間には短所も長所もあるはずである。もちろん、修正すべき点は修正することが大切である。しかしもっと大切なのは、自分の長所を伸ばすことであったり、短所であると思われることも別の面から見れば、長所にもなり得ることに気づくことである。たとえば、気短な性格というのは一見すると短所である。しかし見方を変えれば、行動力があることとも結びつく。こうしたことは自分1人だけでは気づきにくい。

近年ますます**スーパービジョン**の必要性が叫ばれるようになってきたのは、他のソーシャルワーカー（特にベテラン）からの指摘を受けて、自分自身の援助の傾向を把握し、修正すべきは修正し、活かすべきは活かす、といった「**自己覚知**」という形態の自己理解を深める機会の重要性が気づかれるようになってきたからである。

バイステック
Biestek, Felix Paul
1912～1994
米国のケースワーカーで社会福祉学者。わが国では、「ケースワークの原則」の提唱者として名高い。

ケースワーク関係の諸原則
わが国においては、「ケースワークの原則」という名称で定着している。詳しくは、第6巻・第5章を参照のこと。

スーパービジョン
supervision
一般的には、ベテランのソーシャルワーカーが、新人ソーシャルワーカーなどに、社会福祉援助活動上の指導・助言をする機会のことをいう。

自己覚知
self-awareness
援助者が自身の援助活動の長所・短所を含んだ特徴に気づき、より良い援助へと展開していくこと。

ソーシャルワーカーの基本的態度・姿勢との関連については、たとえば、自分自身の感情表現の傾向がある程度つかめていれば、利用者の感情に巻き込まれたり振り回されたりする可能性は低くなり、「統制された情緒的関与」も実現しやすくなって、より冷静で的確な援助活動を展開できることになるだろう。スーパービジョンの機会が得にくい場合は、研修会やワークショップなどにおいて積極的に自らがかかわってきた事例を検討してもらうことでも、援助者の自己理解を深めることは可能である。

以上のように、援助者の自己理解を深めるためには自分自身による自己理解に加えて、あるいはそれ以上に、他者の目、できれば複数の他者の目を通した多面的な自己理解が必要である[15]。自分自身のことでも気づかずに当たり前にしていることは意外に多いものである。他者からの指摘を受け容れられる人は、ソーシャルワーカーとしての成長はもちろんのこと、人間としての成長も大いに期待できる人であるとも言えよう。さらに加えておきたいことは、ソーシャルワーカーの自己理解と表現するときは、単にそのソーシャルワーカーの性格や癖のみを示すのではなく、それらを含みつつも、今このソーシャルワーカーが携わっている実践が、真の意味で利用者にとって意味のあるものかどうか、その実践はどのような価値前提や価値観に基づいているものか、これらをも問う機会になっている。

注）
(1) 中村雄二郎『臨床の知とは何か』岩波書店，1992，pp.125-140，序文.
(2) 柳澤孝主「社会福祉にとっての「臨床」の意味」『臨床心理福祉学』現代のエスプリ 452，至文堂，2005，pp.100-109.
(3) 野口裕二・大村英昭編『臨床社会学の実践』有斐閣，2001，p.19.
(4) 足立叡・佐藤俊一・平岡蕃『ソーシャル・ケースワーク―対人援助の臨床福祉学』中央法規出版，pp.196-197.
(5) 早坂泰次郎編『〈関係性〉の人間学―良心的エゴイズムの心理』川島書店，1994，pp.80-81.
(6) 早坂泰次郎編『現場からの現象学―本質学から現実学へ』川島書店，1999，第1章.
(7) 鷲田清一『「聴く」ことの力―臨床哲学試論』TBSブリタニカ，1999，pp.40-47.
(8) 金子晴勇『人間の内なる社会性―社会哲学的考察』創文社，1992，pp.8-9.
(9) 糸賀一雄『福祉の思想』NHKブックス，1968，p.175.
(10) 糸賀一雄『この子らを世の光に―自伝・近江学園二十年の願い』柏樹社，1965.
(11) Perls, F. "Gestalt Therapy Verbatim" Bantam Books, Toront, 1969.
(12) 尾崎新『社会福祉援助技術演習』誠信書房，1992，p.53.
(13) ブトゥリム，Z. T. 著／川田誉音訳『ソーシャルワークとは何か―その本質と機能』川島書店，1986，第3章.
(14) 本章では，下記の新旧2冊の翻訳書の語句を参考にしてまとめた．ただし，一部訳語に関しては修正した．

・バイステック，F. P. 著／田代不二男・村越芳男訳『ケースワークの原則—よりよき援助を与えるために』誠信書房，1965.
　　・バイステック，F. P. 著／尾崎新・福田俊子・原田和幸訳『ケースワークの原則—援助関係を形成する技法（新訳改訂版）』誠信書房，2006.
(15) 自己の多面的理解ということに関しては下記を参照のこと．
　　尾崎新『社会福祉援助技術演習』誠信書房，1992，第3章．

▌理解を深めるための参考文献

● 尾崎新『ケースワークの臨床技法』誠信書房，1994.
ケースワークの臨床において頻繁に起こる事象を、日常の言葉で記述した労作である。著者の経験豊かな地盤の上に築かれた記述が頻繁に登場し、説得力に優れ、と同時にソーシャルワークの旅へと誘う魅力的な著書となっている。

● 足立叡『臨床社会福祉学の基礎研究』学文社，2003.
ソーシャルワークの臨床的基盤を綿密かつ大胆に提唱した著書である。隣接分野の実践も考慮に入れながら、社会福祉とソーシャルワークのいわば"基礎工事"の役割を担った貴重な文献である。

● 須藤八千代『ソーシャルワークの作業場—寿という街』誠信書房，2004.
1人の女性ソーシャルワーカーの、人間存在へかかわる基本的姿勢が、横浜"寿町"に暮らす人びととのかかわりを通して明確に現われている。臨床からの発想が見事に結集されている。

 コラム　　雪国における災害ボランティアにて

　筆者はかつて、勤務する大学の学生とともに、福島県や山形県の豪雪地方に出かけ、いわゆる雪除けボランティアに汗を流したことがある。雪を見たことはあるが、屋根よりも高く降り積もった雪はこれが初めてだ、という学生も少なくなかった。また、スキー場で見る雪は楽しみそのものであるが、生活をも困難にしている雪のすごさに辟易とし圧倒されてしまう学生もいた。雪除けの対象となるのは、保育所、福祉施設、公民館などの公的施設の建物周辺、さらに高齢者世帯（1人暮らしも少なくない）の家周り、といったところが中心だった。といっても先に指摘した通り、生活の行く手をも阻む豪雪を初めて見た学生も少なくないので、当初の作業はなかなか進まない。雪除け道具のスノーダンプの扱い方はおろか、その存在すら知らない者もいた。そういうわけで特にボランティア初日は、見学だけで終わることが多かった。

　食事は原則として、学生と大学の教職員とが共同で自炊した。文字通り「同じ釜の飯をともにする」ことによって、キャンパスでは見ら

れないお互いの姿を目の当たりにした。しかし、雪除けの仕方、炊事のやりくりなど、上手下手の違いはあるものの、それらに臨む姿勢は、教室でのあるいは会議室でのそれぞれの取り組む姿勢と多くの点で共通したスタイルが見られる。あの学生らしいなあ、この先生の基本スタイルは変わらないなあ、と感じさせられることが少なくなかった。こうしたことの再発見も「同じ釜の飯をともにする」ことで得られた財産である。

とある年の2月に豪雪で名高い山形県のある地方へ出かけたときのことである。いつもの冬なら2メートルほど降り積もる雪も、この年は稀に見る暖冬で、雪は山岳地帯を除けばほとんど積もっていない状態だった。そんなわけで、雪除けの作業の対象もほとんどなく、最終日を迎えた。学生たちも、ほとんど地元の人の役に立つこともなく、残念さというか無力感というか、そういったものが身体から滲み出ていた。それでも地元のボランティア団体の人が集まり、交流会を催してくれた。集まってきてくれた人の平均年齢は、優に70歳を超えていた。地元の人や大学の教員の挨拶もそこそこに、ご馳走を振る舞ってくれたのである。ここに集まってきてくれた人たちは、学生が役に立つことをしてくれたかどうかなどとはまるで関係なく、終始にこやかに、そして身体を躍らせるかのように歓迎してくれた。

当地での最後のミーティングの席上、ある学生が「あまり役に立つこともなかったのに、あんなにもご馳走してもらって、かえって申し訳なかった」という発言をした。それに対してある教員が、「ボランティア団体の人たちのあの喜びようを見たか。若いっていうだけで、君たちはあれだけ人のことを喜ばせられるんだぞ。俺は君たちよりも役に立っていたけれど、あまり喜ばせられなかった」、と発言したことを鮮烈に覚えている。若いという存在のありようだけで、特にお年寄りを喜ばす力を持つ。直接、人と人とが出会う中にこんなにも大きな力が潜んでいようとは思いもよらなかった。

「同じ釜の飯をともにする」ことで得られること、存在そのものの癒す力・励ます力、これらを実感できるボランティアの場、これが私自身のソーシャルワークの臨床という発想の礎の1つになっている。

第2章 ソーシャルワークの視座

人は健康状態の悪化など、個人として困難な状況に陥る要因を抱えている。また、劣悪な環境での長時間労働など、環境が原因で困難な状況に陥ることもある。したがって、ソーシャルワーカーは「人と環境との交互作用」にかかわるその人の全体性に働きかけ、人だけではなく、また環境だけではなく、その両方に働きかける視座を持つことを重視する。

1

ソーシャルワークの歴史的過程においては、人と環境を別々に捉えることから発展したが、現在では、その両方に働きかけることが求められている。人と環境との関係をソーシャルワークがどのように捉えてきたかについて学ぶ。

2

システム理論のソーシャルワークへの応用や、ジャーメインらの人間生態学を中心に、人と環境との交互作用への働きかけを行うことの意義や有効性について学ぶ。

3

ミクロ・メゾ・マクロからソーシャルワークの「全体性」にかかわるパースペクティブ、モデル、アプローチを、実際の生活との関連やエンパワメント、コンピテンスを踏まえ、どのように捉えていくかについて学ぶ。

1. 人と環境との交互作用

まずは以下の事例から考えたい。

　スクールソーシャルワーカーのS社会福祉士は、小学校3年生のB（男子）がここ1ヵ月ほど不登校になり通学できておらず、対応の仕方について、担任より相談を受けた。以前、Bより家族は父親のみであり、その父親は無職で、精神的に不安定で食事の用意もできず、Bはカップラーメンなどで飢えをしのいでいるような話を聞いていた。家庭訪問をしても、Bに対し「出るな」といった父親の声がドア越しに聞こえ、本人に会えず担任として困っているとのことであった。学校でのBは、クラスの一部の児童より「臭い」「服がいつも同じ」といったことを大声で指摘され、からかわれていたようである。また、そういった状況を父親に電話連絡し、状況改善に向けた協力を依頼すると、「学校は何も子どもを守るようなことをしていない」と激怒し、「もう学校には行かせない」と話していたこともある。

　Bが不登校になっている原因は、クラスの一部の児童にからかわれたり、クラスで居場所がないような状況もあると推測されるが、家庭における父親からの養育も間接的な原因になっていると考えられる。本来であれば、精神的に傷ついているであろうBを温かく見守り、包み込むべきである家庭という「環境」が機能していないとも考えられる。また、父親が学校を媒介とした、Bにとっての「環境改善」に向けた取組みを阻害する、「脅威」や「摩擦」となっていることも否定できない。これらをまとめると、Bが不登校になった直接の原因は家庭外にあるとしても、父親との生活によって生じる脅威や摩擦および学校との対立関係が、Bの不登校からの復帰をより阻害していると推測することができる

　この状態の改善に向けてスクールソーシャルワーカーは、どのように介入すべきであろうか。まずは、父親との対話の接点を見つけ、Bの学校への復帰に向けて協力関係を作ることである。さらに、Bと直接会う機会を持ち、不登校の原因に関係する摩擦の解消に取り組むよう、本人、父親と相談できる体制を作ることが必要である。あわせて、父親が抱えているであろう経済的困窮に対し、行政などと連携体制を組んでいくことも必要である。まさに、人と環境との接触面に介入し、摩擦をやわらげていくのである。

　こうした「人」が「環境」とのかかわりを持つ中で、ソーシャルワーカーが介入していく際の「人‐環境」の実践について、**ケンプ**ら[1]は以下の3つを挙げている。

①ストレスに満ちた生活状況に対処し、環境の課題に応え、環境資源を十

ケンプ
Kemp, Susan P.
1953〜

分に活用できるように、クライエントの能力を獲得したという感覚を向上させること。

②多面的に考察しながら個人的なソーシャルネットワークの動員を特に強調し、環境における活発なアセスメント、契約、介入によってこの目標を達成すること。

③集合的な活動によって社会的なエンパワメントを向上させるために、個別の関心事を関連づけること。

ケンプらの指摘は、事例のBや父親を援助していくうえで、重要な視点である。Bがストレスを感じている、学校でのある種の「居場所のなさ」や、家庭における**放任**という養育環境から、学校や地域社会、ひいては放任にかかわっている父親自身が「環境」と良好な相互関係を持ち、社会的なエンパワメントを向上させることが求められる。こうした「環境」への**介入**は、多面的で重層的なアセスメントによる情報収集や、**援助計画立案**を経た実際の介入より組み立てることになる。

また、Bばかりではなく、父親も社会的に孤立している状況において、自身の潜在的な能力に気づき、エンパワメントしていくために父親本人が持つ関心事に結びつけられるよう援助していくことも重要である。スクールソーシャルワーカーは、社会資源および社会資源を結び付けた「**ソーシャル・サポート・ネットワーク**」の構築を念頭に置きながら援助を組み立てていく。そして、Bへの危機介入的な視点をシステム的に捉えつつ、人と環境のよりよい交互作用を作り出すように尽力するのである。

人と環境は隣り合わせている。人と環境は絶えず、お互いの関係性のなかで「交互作用」を行い、時にその接触面は摩擦や不均衡から「問題」として表面化することになる。ここでの交互作用は重層的で円環的な複雑な様相を呈する。つまり、「人と環境は交互作用を行いながら、互いの要求を満たそうと努力する。その結果、双方の関係が適応に向かえば、人は成長、発達するが、不適応状態に至ればストレスが高まり、機能不全に陥る」(2)のである。

Bをとりまく環境である学校や家庭との関係性は、機能不全状態に陥っている。その結果、Bはストレスを感じている。学校も家庭もBにとって、安心・安全な場所ではなくなっている。一方、父親も仕事がない状況で自暴自棄になり、Bへの関心が薄れたり、関心が薄れつつもBとの関係に周囲（学校）が介入することへの不満を抱いたりしている。そのため、父親自身も周囲との関係を断ち、より孤立した状態へと向かうことになる。そこに「飲酒」や「ギャンブル」といった複合的な要因が重なると、この親子をめぐる交互作用は重層的で複雑に悪循環することになる。

放任（ネグレクト）
児童虐待の一形態。養育放棄、育児放棄のことをいう。

介入（インタベーション）
広義には、援助するために状況にかかわることをいう。また、狭義には、ソーシャルワークの展開過程の一プロセスである。

計画立案（プランニング）
ソーシャルワークの展開過程の一プロセスで、援助計画を作成することをいう。

ソーシャル・サポート・ネットワーク
社会生活を送る上でのさまざまな問題に対して、身近な人間関係における複数の個人や集団の連携による援助体制をいう。

こうした人と環境との捉え方を「人間生態学」は強調する。

2. 人と環境との交互作用に関する理論

A. 環境の定義と環境アセスメント・介入

　現代のソーシャルワークにおいて「環境」は重要な概念である。実際の
ソーシャルワークの現場で個人が問題を解決する際には、個人が有する問
題を環境との関係性で捉えることで、問題解決に結びつくことが数多くあ
る。それは人が環境との関係性で生きる「社会的な存在」であることに由
来する。援助対象の環境（環境的な側面）とは、ある人をとりまく環境的
な条件の全体性を意味している。大きくは、自然的・文化的な風土と呼ば
れるものから、生活している地域の特性、身近なところでは、衛生環境や
医療環境や教育環境、住環境や交通事情、仕事やそれに伴う収入、財産、
家族や親族、友人や近隣関係、あるいは利用可能な制度やサービス、機関
や施設などの社会資源を挙げることができる[3]。

ジャーメイン
Germain, Carel Bailey
1916～1995

　人間生態学の立場に立つジャーメインは環境を、物理的、社会的な側面
をもつものとして定義した。そして、人間が物理的環境や社会的環境の影
響をどのように受けるのかということだけではなく、環境のより良い利用
の仕方について述べている。物理的環境は自然界（natural world）と人
工界（built world）から成る。また、社会的環境は、血縁、友人、同僚な
どの、種々のレベルにおける人間関係のネットワークから成る。ただし、
物理的環境と社会的環境は、個々に個別な環境として存在するのではなく、
両環境のダイナミックな「交互作用」において捉えることになる。

　また、ケンプらは環境を次の5つに分類している。

①知覚化された環境—意味と信念の個別的、集合的なシステムにおいて構
　成される環境。

②自然的、人工的双方から成る物理的環境。

③社会的・相互作用的環境—主に親密度の異なる人間関係から成り、家
　族・グループ・近隣ネットワークと集合体を意味する。

④制度的・組織的環境。

⑤文化的・社会政治的環境。

　そして、ケンプらは「環境は個人的にも社会的にも構成されていること、

さらに、それは一般社会の構造に固有のパワー関係を表現していることである。この視点から、環境は多次元から成る統一体として定義される」[1]としている。したがって、環境自体も立体的で多元的な全体を有しているといえる。

　こうした環境に対し、ソーシャルワーカーはどう介入するのだろうか。先に紹介した事例においても介入が必要になる。しかし、介入を感覚的に行うだけでは専門職の活動として事足りない。専門的な介入にはアセスメントが必要である。「クライエントをその環境から分離する実践者は、クライエントの広く深い生活経験を見失う危険を冒している」[4]というジョーダンとフランクリンの指摘をケンプらは引用している。ここでのアセスメントは、医学モデルとして環境にかかわる問題を改善するというよりも、クライエントの生活経験などを取り込み、環境の中でより良い活動ができるように「パワー」を獲得できるようにすることにある。

　アセスメントとは、「クライエントとワーカーが協働して、多様なレベルの環境と交互作用を持つクライエントとクライエント・システムについての情報を集め批判的に分析する進行中の過程である。情報には、リスク、課題、関心のある問題と同じく、長所、資源、可能性、機会が含まれ、クライエントが経験する環境の意味に注意が払われる」[1]。よって、アセスメントは、環境そのものだけではなく、クライエントやクライエント・システムという人と多様な環境との「交互作用」にかかわる分析を行うとともに、クライエント個人が有する環境の意味を捉える必要がある。

　次に環境への介入についてみておこう。**ジョンソン**はソーシャルワークにおける介入の定義に関し、「変化を起こすために、人間のシステムや過程と関連づけて、ワーカーが為す特定の行為。この行為はワーカーの熟練技術及び知識と専門職の価値によって導かれる」[5]としている。環境への介入はこうした定義に準ずる。

　「環境への介入」に関し、**人間生態学**はアセスメントを重視する[2]。人は環境を生きる中で絶えず交互作用を行うが、その接触面において、不適応や問題が発生した際に、生活ストレス（ストレス）を抱える。人間生態学では、生活ストレッサーとして、「環境のプレッシャー」「人生移行」「コミュニケーション障害」などを扱うが、個人が物理的環境や社会的環境に対して認知しているストレッサーなどを、面接、観察、記録より収集することで、介入への「特定を導きだす」ことが重要である。そして、収集したデータを生活ストレッサーの視点から整理し、アセスメントに活かすことが必要である。

　介入には、「環境への介入」のほか、「人への介入」「人と環境との接点

ジョーダン
Jordan, Catheleen
1947～

フランクリン
Franklin, Cynthia

ジョンソン
Johnson, Louise C.
1923～

人間生態学
human ecology
生物学をモデルにして人間と環境との関係を明らかにする科学。ソーシャルワークの基礎理論の１つとして、ジャーメイン（Germain, C. B.）らがエコロジカル・アプローチ（生態学的アプローチ）として採用した。

への介入」がある。しかし、こうした環境を人と分離したものとして捉えるのではなく、一体的なシステムとして捉え、介入する視点が人間生態学では求められる。「人と環境との接点への介入」は、「接触面」にかかわる多面性への介入につながることになる。

人間生態学におけるソーシャルワーク理論では、環境は交互作用と「相互適応」の過程を通じて均衡状態が保たれるとし、その見方を人間関係にも適応する。そして、適応状態に向けて、「環境」への介入を重視する。

B. 人間生態学のアイディアとしての一般システム理論

援助の対象を「個人」と限定した場合においては意味を成さなかった環境も、「社会」という切り口においては、その重要性を増すことになる。人間の生活はさまざまな要素が複雑に絡み合い成り立っている。たとえば、成育の過程で培った考え方・信念・習慣、心身の健康状態、家族や友人などとの人間関係、歩いたり・顔を洗ったり・歯を磨いたりといった「**日常生活動作**」（ADL）、仕事や学校での活動への参加などである。そして、こうした要素は相互に影響し合っている。こうして全体としての「環境」ができあがることになる。

ソーシャルワークの対象も、こうした人間の「生活」の広がりや相互の関係性を考えた場合、「個人」と「社会」に限定することは実際には困難であるといえる。そうした疑問に対し、「個人」を対象にしたミクロな活動と「社会」を対象としたマクロな活動を結び付ける理論として登場したのが、「**人間生態学的ソーシャルワーク**」である。

ソーシャルワークにおいてはクライエントの「生活」理解のために、生活の広がりや環境との関係性を生活状況の全体として把握する必要がある。そのためには、クライエントの生活状況を包括的に捉えなければならない。こうした物事を包括的・全体的に捉える考え方は、「**一般システム理論**」がその枠組みとして有効である。一般システム理論は**ベルタランフィ**の思想を出発点とする。

一般システム理論では、システムを有機体として考える。そして、外部環境に開かれているシステムを解放システムとして捉える。「システム」とは、一定の環境の中で関係しあう全体的・組織的なつながり、あるいは単位として考えることができる。一般システム理論においては、「**サイバネティックス**」という「ゆらぎ」が出てきたときに、それを修正する「誤差修正」のシステムが働くことになる。この「ゆらぎ」を正負のフィードに働きかけて修正し、恒常性を保とうとするのが「**ホメオスタシス**」である。

日常生活動作（ADL）
食事・更衣・移動・排泄・整容・入浴など生活を営む上で不可欠な基本的動作を指す。

ベルタランフィ
Bertalanffy, Ludwig von
1901〜1972

サイバネティックス
システムが他の干渉を受けずに自己を変化させようとする仕組みのことをいう。

ホメオスタシス
生体が外的および内的環境の変化を受けても、生理状態などを常に一定範囲内に調整し、「恒常性」を保つことをいう。

システムとは「相互に影響しあう要素の複合体」[6]であるとベルタランフィは述べている。そして彼は、生物がどのように自分という生命体を自立させつつ、外部の環境と相互作用させ、それを取り込んで自律性を発揮していくのかを調べた。その上で、生物を「**開放システム**」とみなし、生命体の各部が常に「自己」をとりまく環境との間を動的に調整しながら有機的に自己を編成していると考えた。その反面、大半の非生命的なシステムは、川や炎のような例外を除いて「**閉鎖システム**」になっている。それらは環境から情報を自主的に取り込まないし、自分で成長することはない。

ベルタランフィによる一般システム理論の概念には、開放システム、閉鎖システム、**エントロピー**、**定常状態**、**インプット**、**アウトプット**、**情報・資源処理システム**などがある。これらの用語はソーシャルワークを解釈するものとして、そのまま使われていくことになる。

ソーシャルワークにおける「システム理論」は、この一般システム理論を応用する。ソーシャルワークはリッチモンド以降、人と環境を1つの視野に入れ発展してきた。人も、ベルタランフィが取り上げた「開放システム」としての生物と同様、外界とのやり取りを相互に繰り返しつつ生きている。そして、こうしたシステムとは独立した個々の存在ではなく、諸要素のまとまりとして、全体と相互に作用しあっている。

3. ミクロ・メゾ・マクロレベルにおけるソーシャルワーク

システム理論は、全体を関連性のある1つのつながりとして捉え、それぞれが交互作用により影響しあっていることを強調する。よって、個人は関連するシステムとつながっているため、本人以外のシステムを成り立たせている人や生活環境などに働きかけることにより、間接的にニーズの充足や問題の解決が図れることになる。以下、システム理論が現代のソーシャルワークに多大な影響を与えていることを考えつつ、ミクロ・メゾ・マクロの各レベルの活動を、ソーシャルワークにおいて重要視する意味を確認したい。

ミクロレベルは、個人や家族、小グループが抱えるニーズや課題などを対象とし、権利擁護や社会的排除にかかわる事柄、個人的な「生きにくさ」などが含まれる。ただし、実際はミクロレベルで発生するニーズや課題も、個人にフォーカスしただけでは解決が困難で、地域などのメゾレベ

開放システム
1つのシステムが他のシステムとの相互作用を持ちながら、そのシステム自身の安定的維持・成長・発展が保たれているとみなすシステムをいう。

閉鎖システム
1つのシステムと他のシステムとの相互性がなく、その内的要素のみの相互関係に限定しているシステムをいう。

エントロピー
状態の混沌・不規則の程度を表す。

定常状態
時間とともに変化しない状態のこと。

インプット
システムにおける「入力」のことをいう。

アウトプット
システムにおける「出力」のことをいう。

情報・資源処理システム
システムにおいて情報を貯え、必要な情報処理を行って、必要な物事を認知し、伝達することをいう。

リッチモンド
Richmond, Mary Ellen
1861～1928
ソーシャルワーク、ケースワークの先駆者であり、「慈善」から専門性を有したソーシャルワークの基礎を作る。「ケースワークの母」と呼ばれる。

ルや、制度・施策・法律といったマクロレベルのかかわりを考慮に入れる必要がある。しかし、ミクロ・メゾ・マクロといった3層構造を明確にし、ミクロな主体を正確に捉えることも、メゾ・マクロとの関係性を考慮し、全体を分析していく上で重要ともいえる。

メゾレベルは、地域や地域住民、個人が所属する組織などを対象とする。つまり、直接関係する身近な自治体レベルや、個人の生活に影響を与えるグループ、組織、制度間の関係などを含むものといえる。ソーシャルワークとのかかわりでは、福祉施設、福祉関連事業所、セルフヘルプ（自助）グループなどが挙げられる。ミクロレベルの課題においても、地域における社会的差別や社会的排除、抑圧などの関係で生じる場合、ソーシャルワーカーはメゾレベルである地域に働きかけることとなる。

マクロレベルは、社会全般の変化を促す必要がある場合の、制度・施策・法律にかかわる自治体、国家、国際社会を対象とした活動である。そしてそれらの活動は、差別、抑圧、貧困、社会的排除といった社会的不正義に働きかけ、変革を行う「**ソーシャルアクション**」を含んでいる。

ソーシャルアクション
社会福祉制度の創設や制度運営の改善を目指し、世論に働きかける活動をいう。

これまでソーシャルワークは、時代の求めに応じ「個人か社会か」といった二者択一に、援助の矛先を決定することを求められてきた。しかし、今日においては、人間生態学の1つの成果として、人と環境との交互作用に焦点を当てるようになった。要するに、個人ばかりではなく、社会を含めた環境を重視し、小集団や組織、地域社会との関係の中でクライエントを援助することが求められるようになったといえる。また、こうした各レベル間のつながりは、制度・施策・法律などといったマクロレベルとの関係性においても同様である。実態としてのクライエント・システムの拡大は、現代のわれわれの生活が、小集団・組織・地域社会および、国家・国際社会との関係を以前にも増して求めていることに由来する。環境問題のように、「**集団的責任**」として国家や国際社会レベルで環境への配慮がなされなければ、われわれ個人がいかに環境に配慮した生活を送っていてもその保全につながらないことになる。

集団的責任
人びとがお互い同士、そして環境などに対して責任をもつ限りにおいて、はじめて個人の権利が実現されるということ。共同体の中で互恵的な関係を確立することの重要性を強調する考え方をいう。

2014年、オーストラリアのメルボルンにおける国際ソーシャルワーカー連盟（IFSW）および国際ソーシャルワーク学校連盟（IASSW）の総会で採択された「ソーシャルワークのグローバル定義」においては、ミクロな個人や家族の問題解決から地域を基盤としたソーシャルワークの展開、そしてメゾを考慮しつつマクロレベルでの社会変革・社会開発が強調されたものになっている[7]。

ミクロな個人・家族に対するソーシャルワーク展開は、メゾ・マクロレベルのソーシャルワーク展開や、コミュニティ開発・全人的教育学・行政

学・人類学・生態学・経済学・教育学・運営管理学・看護学・精神医学・心理学・保健学・社会学といった隣接諸科学への働きかけと大きな関係性を持っていることも認識すべきである。

4. パースペクティブとモデル、アプローチの関係

A. システム理論と相互作用

　ソーシャルワークにおけるシステム理論は、何らかの問題や課題を抱えた人（クライエント）を、さまざまな環境（自然環境、社会環境、人間環境）に影響を受ける存在として、一体的なシステムにおける連続したものと捉える視点を持つ。ソーシャルワークが取り組むべき分野は、個人のパーソナリティを構成する諸要素（ミクロ）や個人に包含した内的な課題だけではない。そのほかにも社会システムや社会制度、またソーシャルワークのグローバル定義（2014年）でいうところの「社会変革」や「社会開発」を構成する要素（マクロ）の相互関係までを収める、広範な視点が必要である。

　システム理論におけるシステムとは、「相互に影響しあう要素の複合体」を指す。その理論は、個人は環境との間で常に「**交互作用**」を行っており、個人と環境との相互関係のあり方に焦点を当てて働きかけようとするものである。また、生命体のように多数の変数をもつ複雑な事象を、その要素の**相互作用**に注目することによって科学的に把握しようとする試みの1つでもある。そして、個人、家族、地域などをマクロへと連続するシステムとして理解し、その全体に働きかける、ケースワーク、グループワーク、コミュニティワークの主要3方法を統合するパースペクティブを示し、「ジェネラリスト・ソーシャルワーク」に影響を与えた。

　以上のように、システム理論はクライエントの問題であっても、クライエント以外のシステムを構成する人や生活環境などに働きかけることで、間接的に問題が解決できるとする考え方である。

　システム理論は家族療法の立場で語られることも多い。家族療法とは、個人や家族の抱えるさまざまな心理的・行動的な困難や問題を、家族という文脈の中で理解し、解決に向けた援助を行っていこうとする対人援助方法論の総称である[8]。家族成員の一人ひとりの行動に注目して、一人ひと

パースペクティブ
social work perspectives
さまざまな意味で用いられるが、ここでは「視座」「視点」「ものの見方」と理解すればよい。

ソーシャルワークのグローバル定義
国際的なソーシャルワークの最新の定義である。

交互作用
相互に影響しあう相互作用が、複数互いに影響を及ぼしあう状態をいう。

ジェネラリスト・ソーシャルワーク
さまざまな理論を拠り所とする方法を活用し援助する、方法論的多様性と援助対象を捉える包括的な視点である。

りの総和として家族を理解しようとするのではなく、家族を「全体」とし
てみること、とりわけ家族成員間の「関係性」に注目して家族の動きを理
解しようとする。

　また、**エコシステム**論では、人間の生活問題は「個人」や「環境」にそ
の原因を求めるのではなく、その交互作用に原因を求める立場に立つ。こ
こでは、交互作用によって生じる全体に着目する。

B. システム理論に基づくソーシャルワーク

　システム理論に基づくソーシャルワークは、**マイヤー、ゴールドシュタ
イン、サイポリン**らによって展開された[9]。そして、中心的論者である**ピ
ンカスとミナハン**は、1973年、ソーシャルワークを1つのシステムと捉え、
システム理論に基づくソーシャルワーク実践では、ソーシャルワーカーは
以下の4つのサブシステムの相互作用に関心を持たねばならないとした。

（1）**クライエント・システム**

　個人、家族、グループ、組織など、ソーシャルワーカーが援助の対象と
するシステムである。クライエント・システムとは、社会福祉サービスを
すでに利用しているか、あるいは援助活動を通して問題解決に取り組もう
としている個人や家族などから構成されている小集団を指す。

（2）**ワーカー・システム／チェンジ・エージェント・システム（ワーカ
ーとその所属機関）**

　ワーカー・システムとは、援助活動を担当するソーシャルワーカーとそ
のソーシャルワーカーが所属する機関や施設、それを構成している職員全
体を指す。

（3）**ターゲット・システム（目標達成のために変革しなければならない
人や組織）**

　ターゲット・システムとは、クライエントとソーシャルワーカーが問題
解決のために変革あるいは影響を与えていく標的とした人びとや組織体を
指す。標的は、クライエントが選択する場合や、ソーシャルワーカーやソ
ーシャルワーカーが所属している機関・施設の職員が選択する場合、ある
いは組織体が選択する場合もある。

（4）**アクション・システム**

　アクション・システムとは、ソーシャルワーカーとともに変革への努力
目標を達成するために対応していく人材や資源、援助活動を指す。これま
で、受け手であったクライエントが「治療」的な介入の際の「アクショ
ン・システム」の構成員として考えられるようになった。そして、次第に

「人間生態学」の影響を受けつつ、発展していくことになる。

C.パースペクティブとして「生活」をターゲットにすること

　ソーシャルワークを展開する上で「生活」は重要なターゲットとして存在する。しかし、「生活」とは多面的で捉えどころのないものであり、明確に定義することは難しい。「生活」というと「衣食住」に関連した内容が思い浮かぶが、クライエントの「ニーズ」は「衣食住」に限定した形で表出するわけではなく、より広範な関連性や連続性を持って表れる。「生活の質」の向上はソーシャルワークの援助計画を作成する際、援助目標として掲げられることは多いが、広範で連続性のある生活そのものを具体的にどう捉えていくかによって、「生活の質」の向上に向けた実際の援助展開は大きく違ってくるといえよう。

　ジャーメインの人間生態学では、人と環境がやり取りをして、相互に影響を与える場を「生活」と呼んでいる。この場合の「生活」は1つのパースペクティブであり、多角的な全体像を示すものである。

　人とかかわり合う環境を通して生活を捉えることは、リッチモンド以降、ソーシャルワークが目指し、焦点化したものである。ただし、当初は、人と環境を切り離し、人が持つ病理や欠陥、また環境の問題点を取り除く視点が主流であったといえる。その後、システム理論の影響を受けつつ、人間生態学的視点において、人と環境との交互作用による「全体性」に焦点を置くパースペクティブが明らかになった。そして、その人と環境との接触面を「生活」と定義したのである。

　こうした「生活」を対象とするソーシャルワークの特質ゆえに、ソーシャルワークにおけるシステム思考は、物理学や組織工学から発展した経緯を持つことへの異質感をあわせ持っている。そのため、「生活」の全体へのつながりを生物学や生物環境学などを背景にする人間生態学的パースペクティブは、自然事象としての「生活」の捉え方がスムーズであったと考えることができる。

D. アプローチとの関係

　人と環境との接触面を「生活」と考えた場合、「生活」面で生じている問題をどう解決していくかは重要な視点である。その際、注目するものに、人が潜在的に持っている固有の問題解決能力である**コンピテンス**への着目がある。ソーシャルワークにおけるエンパワメントは、人間生態学的

コンピテンス
competence
社会的に必要とされる個人が身につける力、単なる知識や技能を超えた能力をいう。

視点に基礎づけされるアプローチである。エンパワメントアプローチは自らの肯定的感覚（自尊感情）を根づかせることにより、自らの能力に気づき、その能力を高め、問題に対処することを念頭に置いている。そのため、「コンピテンス」との親和性は非常に高いと考えることができる。

　1976年アメリカで**ソロモン**が『黒人のエンパワメント―抑圧されている地域社会によるソーシャルワーク』を著し、ソーシャルワーク領域に、エンパワメント概念を導入した。前述した通り、エンパワメントは「人間生態学的パースペクティブ」に基礎づけられたものである。それは、人と環境との交互作用において、人は個人との敵対的な関係においては「パワー」を発揮することができないが、人間関係における良好な関係性においては「パワー」を維持・回復することでエンパワメントを高めることができるからである。

　コウガーは、「クライエントのストレングスはエンパワメントの燃料であり、エネルギー源である」[(10)]として、ストレングスとエンパワメントアプローチとの強い関係性に言及した。このようにストレングスも人間生態学的パースペクティブを強調する要因として、1990年代以降語られていくことになる。

ソロモン
Solomon, Barbara
Bryant
1934～

コウガー
Cowger, Charles

注)

(1) ケンプ，S.・ウィタカー，J. & トレーシー，E. 著／横山穰ほか訳『人―環境のソーシャルワーク実践―対人援助の社会生態学』川島書店，2000，p.3，pp.87-89，p.89.

(2) 川村隆彦『ソーシャルワーカーの力量を高める理論・アプローチ』中央法規出版，2011，p.38，p.42.

(3) 稲沢公一『援助関係論入門―「人と人との」関係性』有斐閣，2017，p.44.

(4) Jordan, C.・Franklin, C., "Clinical assessment for social workers: Quantitative and qualitative methods", Lyceum, Chicago, 1995，p.5.

(5) ジョンソン，L. C. & ヤンカ，S. J. 著／山辺朗子・岩間伸之訳『ジェネラリスト・ソーシャルワーク』ミネルヴァ書房，2004，p.603.

(6) ベルタランフィ，L. v. 著／長野敬・太田邦昌訳『一般システム理論―その基礎・発展・応用』みすず書房，1973，p.35.

(7) 東北文教大学社会福祉学研究会編『福祉マネジメントのエッセンス』日本評論社，2020，p.94.

(8) 日本家族研究・家族療法学会編『家族療法テキストブック』金剛出版，2013，p.24.

(9) 三島亜紀子『社会福祉学の〈科学〉性―ソーシャルワーカーは専門職か？』勁草書房，2007，p.58.

(10) Cowger, C. D., "Client strengths: Clinical assessment for client empowerment", Social Work 39(3), 1994, p.268.

■理解を深めるための参考文献

● ジャーメイン，C. B. ほか編／小島容子編訳『エコロジカル・ソーシャルワーク─カレル・ジャーメイン名論文集』学苑社，1992.
ジャーメイン本人の言葉から、人間生態学を学ぶ意味は大きい。必読書である。

● 八木亜紀子編／菅野直樹・熊田貴史・松田聡一郎『事例で理解する相談援助のキーワード─現場実践への手引き』中央法規出版，2019.
相談・援助のキーワードを事例を用いてわかりやすく解説している。「システム理論」の事例・解説は秀逸である。

コラム　「多文化共生社会」に向けた、「環境」への配慮と尊重

　現在、新型コロナウイルスの影響で一時的に減少しているものの、日本に中・長期的に滞在する外国人が増えていて、繁華街や観光地ばかりではなく、住宅地でも多くみかけるようになった。2019（平成31）年4月からは、新しい在留資格として、「特定技能」を盛り込んだ改正入国管理法が施行され、働くことを目的に日本各地に定住するなど、「生活者」として日々の生活を送っている人も多い。

　「環境」という視点で考えた場合、こうした外国人の多くは、母国と大きく異なる状況で「生活」を営んでいる。言葉、宗教、生活習慣、住環境、食文化ばかりではなく、価値観やコミュニケーションスタイルの違いなど、「環境」の違いを挙げたらきりがない。

　たとえば、仕事を例に「価値観の違い」を挙げると、「個人主義か、協調性を重んじるのか、会社への貢献か、自らのスキルアップか」など、こうした考え方が、外国人と日本人では明らかに違うと感じる場面に出くわすことがある。また、人生における仕事そのものの優先順位が異なっていて、日本人からすると、なぜ仕事よりプライベートを優先するのかが理解できず、まるで手を抜いているようにさえ感じる場合もある。「価値観の違い」は日本人であっても世代によって異なるし、個人による違いもあるので一概にいえない状況ではあるが、それでも日本人の仕事に対する「価値」は、小さくないと感じるのは筆者だけだろうか。

　われわれは「環境」の違いを考える場合、最初に言葉、生活習慣、食文化など、理解しやすい目に見えるところを考えてしまう。しかし、「価値観の違い」や「コミュニケーションスタイルの違い」といった長年の「環境」で培った「考え方」は、宗教などを含む個人を全人的に形作っている。

　「人と環境との交互作用」は、双方の関係が「適応」に向かうことが大事であるが、「環境」への「同化」を意味することではない。外国人が「適応」するためには、それぞれが持つ多面的な環境要因を尊重することを、受け入れる側のわれわれが理解する必要がある。

　外国人の持つ固有で多面的な「環境」への理解は欠かせないものである。

第3章 ソーシャルワークの実践モデル

　ソーシャルワーク活動に取り組んでいくにしろ、改めて振り返るにしろ、何の目安も模範もなく、闇雲にそうしたことを実行しようとしても実りが少ない。本章で、ソーシャルワークの実践モデルを検討しておく意義は、ソーシャルワークのいわば"羅針盤"の機能確認のためである。適切かつ快適なソーシャルワークの旅にとっては必要な行程である。

1

　ソーシャルワークにおける治療・医療モデルは、疾病・疾患の治療、単純な生活問題の除去、という点に関しては大きな力を発揮する。ところが、複雑な生活問題や社会問題の解決に際しては限界がある。

2

　治療・医療モデルの批判的文脈の中で生まれてきた生活モデルの特徴を理解し、ソーシャルワークにおける意義を明確にする。2つのモデルの相補可能性をも含めて、発展的に理解することが大切である。

3

　ストレングス・モデルの特徴を理解し、治療・医療モデル、生活モデルとの関係を構造的に把握する。単純な能力活用の側面ばかりではなく、生活者としてのクライエントの意味生成の力を明確にする。

4

　言語障害を抱えるある学生のエピソードを紹介し、それぞれのモデルの特徴を実践的に理解する。社会モデルの2つの側面をも、あわせて指摘し、ソーシャルワーカーの取るべき道を模索する。

第3章において、いわゆる「モデル」を吟味するのは、第1章、2章において、ソーシャルワークの哲学、理論、概念、基本的枠組み（パラダイムと言い換えることも可能である）などから出発して、いきなり第4章のソーシャルワークの具体的アプローチに取り組む前に、第1章、2章で展開されている理念的取組みにとっては、より現実科学としての取組みとしての「モデル」を、次章・第4章にとっては一種の“羅針盤”を、それぞれ必要とするのでは、と考えたからである。両者の“橋渡し役”としての役割を、この第3章が担っていると考えることも可能である。

　考えてみれば、ソーシャルワークは、さまざまな分野・領域の“橋渡し役”を果たしてきたし、現実の実践活動においては、多職種による連携・協働におけるキー・マンになることも珍しくない。このことが批判的に理解されてしまうこともたびたびあったが、“橋渡し役”にどんな批判が寄せられようと、現実に必要であるからさまざまな言明が放たれていると理解することが妥当であろう。

　“橋渡し役”としての「モデル」検討をこの第3章で繰り広げることにする。

1.「モデル」の定義と意義

　まずは、社会福祉サービスの利用者を理解するために、実践モデルを活用することの意味と理由を確認しておこう。ある国語辞典[1]は、「モデル」を次のように定義している。①型、型式、②模型、雛形、③模範、手本、④美術家が制作の対象にする人、⑤小説・戯曲などの題材とされた実在の人物、⑥ファッション・モデルの略。ここでは主に①～③の意味でのモデルを検討していく。社会福祉サービスの利用者という生身の人間を、一定の型、雛形、模範、手本に照らし合わせて理解することが焦点になる。

　ところで別の社会学事典では、モデルと理論の関連性が明確にされ、その意義と危険性が指摘されている。モデルは、「どの（理論的）説明が最も有効かを判断するという発見的な意義がある」[2]。他方、その危険性に関しては、「完全理論が少なく、理論の素描がほとんどの社会科学の領域では、数学的理論の論理的同一性を仮定した数学的モデルや統計理論に基づく統計的モデルは、社会的現実の過度な単純化や体系的でない論理的定式化をもたらす」[2]ことがあるという。

　本章では、数学的モデルや統計的モデルをそのまま取り上げるわけではない。しかし、もしもあるモデルに従って、生きた人間の「社会的現実の過度な単純化」が実施されてしまえば、それはその生きた人間の理解というよりも、誤解や曲解、場合によっては先入観や偏見の形成につながってしまう。一定の型、雛形、模範、手本としてのモデルを構築し、それを活用することの意味は、それらを参考・参照して、生きた利用者の理解に近づくことにある、といった程度のものである。現実の利用者を、モデルに頼りすぎて過度にそれらに当てはめ、適用しすぎることは、まさに「社会的現実の過度な単純化」を犯してしまうことを意味する。

　内科医の徳永進は言う。「医療現場で働きながら感じたことがある。医療に限らず、それは、〈現場〉というものが持っている本質なのだが、〈現場という所には、すでにできあがっている正しい答えというものはない〉ということだった。……およそのパターンはあるとしても、あくまでひとつひとつの症例が独特で、それぞれの症例にそれぞれの答えがあるにすぎないと考えるべきだと思った」[3]。モデルを検討・活用するに当たって、われわれがそれらに期待するのは、徳永の言う「およそのパターン」を把握することにとどめておくのが妥当だろう。

2. 治療・医療モデル

　治療・医療モデル（**医学モデル**）は、特に疾病・疾患の治療に際して力を発揮する。時に、医学・疾病モデルと呼ばれることからも、それは明らかである。対象となる患者の疾病とその原因を、各種検査などによって突き止め、その上で診断し、その診断に基づき治療していく。治療・医療モデルの基本的パターンのイメージは、ある意味ではおなじみのものである。この治療・医療モデルが社会福祉領域に援用されるようになった背景には、何があったのだろうか。

　治療・医療モデルが社会福祉領域の中で援用されるようになったのは、20世紀初頭前後からである。リッチモンドは、自身もかかわっていた**慈善組織協会**の援助活動（現代ソーシャルワークの礎になっている）の科学化の必要性から、医療における診断・治療の枠組みをモデル化し、自らの援助活動を含むソーシャルワーク活動に適用させた。特に個別の援助活動を展開するケースワーク体系は、その後心理学や精神医学の知識・理論、

治療・医療モデル
医学モデルと表記される場合もあるが、本書においては、治療・医療モデルと表記する。内容は両者ともに共通するものとして捉えることにする。

リッチモンド
Richmond, Mary Ellen
1861 ～ 1928
初期ソーシャルワークの創設に尽力し、"ケースワークの母"とも称されている。

慈善組織協会
Charity Organization
Society
英語名の頭文字をとり、COSと略称で呼ばれることも多い。

なかでも第1次世界大戦以降の戦争神経症者の治療に力を発揮した**フロイ
ト**の流れを汲む精神分析の知識・理論を取り入れ、より一層、治療・医療
モデルの色彩が強まったといえよう。その後現代まで、さまざまな批判が
治療・医療モデルに寄せられているが、現在でもケースワーク関連のテキ
ストの中で、少なからず（社会）診断や（社会）治療をケースワーク過程
のひとコマとして記述している。すべての科学は、特定の因果関係を証明
することから成立しているので、ソーシャルワークが「科学的」であろう
とすれば、治療・医療モデルを採用するしかなかったのである。

　それでは、社会福祉領域における治療・医療モデルの特色はどんな点に
あるのだろうか。素描してみよう(4)。

　第1に、問題を抱えている対象者を、比較的明確に特定することである。
医療の領域で患者の疾病を特定できなければ、治療は進められない。生活
の問題を抱えている当の人間にターゲットを絞れなければ、有効なアプロ
ーチは導き出せない。

　第2に、問題の原因究明を重要な課題にしている点が挙げられる。現在
生じている生活上の困難な問題に関しては、それを引き起こす原因が必ず
あるはずだと考える。それは、対象となる人間の疾病である場合もあれば、
人格上の問題や、その人間を取り巻く環境上の問題の場合もある。

　第3に、問題の原因を突き止め、それを治療・除去すれば、問題を解決
できるとする、比較的単純な対症療法の発想がそこにあるという点である。

　第4に、問題を抱えている個人に焦点を絞るといった、個体主義的発想
が基底にある。コミュニティや家族の問題にアプローチする場合も、それ
らを構成する個人に焦点を絞った問題解決を図ろうとする。

　第5に、射程とする対象の分別化とアプローチの専門分化という点が挙
げられる。たとえば、**多問題家族**への対応といった場合にも、問題解決の
可能性は問わず、また家族メンバー間の関係性はそれほど問題にせず、も
っぱら家族メンバーそれぞれに対して、それぞれ別個の対応を考えるとい
った形になる傾向がある。

多問題家族
multi-problem family
家族のメンバーそれぞれ
が、複数の問題を抱え、
それらが複層的に絡み合
い、問題解決を一層困難
にしている、そういった
家族である。

　治療・医療モデルのこれらの特徴は現在、社会福祉やソーシャルワーク
の分野では、ほとんどが批判的文脈の中で語られている。しかし、より重
要なことは、それぞれの特徴のメリットもよく考慮した上で、限界点をも
示し、必要があればその都度の援助活動の中で有効なモデルを模索したり、
新たなモデルを構築していく態度である。特に、保健医療福祉分野におい
ては、社会福祉分野一般における治療・医療モデルの位置づけ以上に、上
記のことに注目しておく必要がある。なぜならば、疾病・病気・病いに関
する点においては、社会福祉分野一般における治療・医療モデルの比重よ

りも遥かに大きいことは事実だからである。

3. 生活モデル

　社会福祉分野における治療・医療モデルを批判的に検討していく中で、その問題点を克服していくモデルとして提案されたのが、**生活モデル**である。治療・医療モデルは、特定の疾病にかかわるモデルとして大きな力を発揮する。それはすでに述べた通りである。

　社会福祉一般に援用する場合でも、特定の生活問題などの社会問題に限定し、援助活動を展開し問題解決を図るときには効果的である。しかし、複数の問題が絡み合う状況や複雑な生活問題・社会問題に取り組もうとするときには、比較的単純な原因-結果の直線的因果論を基底に置く治療・医療モデルでは問題状況の全体を把握できない。また、生活上の困難や問題に予防的に取り組むためには、より広い視野を持つ必要がある。こうして登場してきたのが、生態学的指向や一般システム理論的発想を基盤にした生活モデルである。

　生活モデルが治療・医療モデルと異なる点は、人間の生活を内的・外的環境とのかかわりの中で全体的視点から捉え直そうとしたことにある。人間の本来の生活や健全な生活とは何か、この基本的問いに応えようとする試みである、ということもできる。以下、生活モデルを概観してみよう。

　人間の内的環境とは、具体的には身体的側面および精神・心理的側面をいう。身体的側面は、さまざまな生理的機能・形態と、日常の身の周りの事柄を処する能力などを含む。精神・心理的側面は、視覚機能や聴覚機能などを駆使した感覚機能、記憶、思考、学習などの心理的機能、自尊感情（self-worth）などの主観的側面[5]、倫理や道徳などを含む人格面、これらの全体である。人間は、こうした内的環境とのかかわりの中で統合的に自己形成をしている。もちろん、内的環境そのものもバラバラに存在しているわけではなく、それぞれが機能し合うことによって、1つの複雑な全体システムを作り上げている。

　人間の内的環境において形成されている自己は、外的環境とのかかわりを通して社会生活を形成する存在でもある。この外的環境は、対人関係（家族、友人、隣人、職場などで形成される）を媒介としたミクロレベルの社会環境と、個々人に還元できない社会、経済、政治、文化などの諸体

生活モデル
life-model
社会福祉領域においては、治療・医療モデル（医学モデル）を批判的に克服するという営みの中で生まれてきた。

制・仕組みから成るメゾ・マクロレベルの社会環境、気候、地形、大気などから形成される自然環境、こうした諸環境の総体である。

　人間はこうした内的・外的環境との関係を通して、自らの社会生活を構築している。人間は、内的・外的環境から影響を受け、自らの生活を成立させている存在であるとともに、自身が内的・外的環境に働きかけ、時にそれらの諸環境を変えていく存在でもある。生活モデルにおいては、人間と環境とのかかわりを、**生態学的視点**から有機体（人間）と環境との関係と捉え、両者のバランスの取れている状態を相互適応関係とする。人間の側がうまく適応できない状態は、適応能力の不全、**対処能力**の不足と理解される。**一般システム理論**からすれば、全体システムの一要件である要素（人間）が、機能不全を起こしている状態となる。他方、環境の側からは、環境破壊が進み、有機体である人間へ本来の影響力を発揮できない状態もありうる。人間と環境はこうして相互に影響し合いながら、不断の**交互作用**を通して全体としての環境を作り上げている。

　以上のように、治療・医療モデルが特定の因果関係に焦点を絞り込むのに対して、生活モデルは、人間と内外諸環境との複雑な関係に目を向け、その関係の全体性の中で人間がどのような社会生活を実現し、生きているのか、という点に焦点を当てた実践モデルということができよう。また、生活モデルに基づいたアプローチは、必然的に多面的アプローチとなる。一つひとつのアプローチは、特定の因果関係に焦点づけられて開発されているので、医学モデル的であるといえる。生活モデルは、多数の因果関係をその中に包含している。

4. ストレングス・モデル

　いわゆる**ストレングス・モデル**の先駆的な動きは、1980年代米国カンザス大学のグループによって提唱されている、精神障害者の援助活動から実践的に展開された「ケースマネジメントにおけるストレングス・モデル」や「ヘルス・モデル」に共通してみられる"**ストレングス・パースペクティブ**"（**ストレングス視点**）にある。先駆的なこれらの動きを集約させた形として、**サリービー**は、ストレングス・パースペクティブによる援助原理を次のように要約している[6]。

　第1に、どんな個人、グループ、家族、コミュニティもストレングスを

持っている。それはストレングス・パースペクティブ（視点）の基本である。援助者は利用者の生活史や語り、言明、経験の解釈などに関心を寄せなければならない。関心を向けることで、利用者の知、経験からの学び、希望、主体性を見出せることになるからである。

　第2に、トラウマ、虐待、病気などは、苦しみとの格闘であるかもしれないが、それらを正面から引き受けるとき、新たな挑戦やまたとない機会の基盤にもなり得るのである。これは、個人、グループ、コミュニティが本来持っている逆境を跳ね返す力、あるいは自然治癒力に注目するモデルと通底するものである。

　第3に、個人、グループ、コミュニティの成長し変容していく力は、計り知れないものであることを認め、個人、グループ、コミュニティの望むことを真摯に受けとめる必要がある。**病理・欠陥モデル**は、専門知識に基づく合理的診断、アセスメントを指向し、時に、利用者の潜在的可能性を枠に当てはめる場合すらある。ストレングス・パースペクティブは、利用者の抱く希望や展望、価値などに積極的・肯定的に目を向け、少しでもそれらに近づけるような経験を大切にするのである。

　第4に、援助者が利用者に最も貢献できるのは、互いに協働関係が構築できるときである。援助者は専門的権威者ではなく、協働するパートナーとして利用者にかかわることが求められる。援助において、利用者の持つ潜在力を抑圧することなく、また利用者を診断的カテゴリーの狭い枠組みの中に閉じ込めることを避けられるからである。パターナリズム、利用者非難、利用者の視点の先取りなどはこうして防げるのである。

　第5に、どんな環境も資源に満ち溢れているという視点を大切にする。潜在的な資源は、通常の社会サービスやヒューマン・サービスの枠外にも多く存在するものである。環境内のインフォーマル・ネットワークにおけるストレングスを見出せるような努力が援助者には求められるのである。

　これら5つの援助原理を精査すれば、それぞれに多くの含みを持ち、ソーシャルワークを進めていくに当たっても、さまざまな側面で留意する必要のあることが明確になる。ここではストレングス・モデルの特徴を把握するという目的のために、以下の3点を説明しておく。

　1点目は、焦点となる個人やグループなどの肯定的側面を積極的取り入れることに、ストレングス・モデルの最大の特徴があるといえよう。個人の疾患や障害、家族や各種グループの機能不全、解決すべき問題などに注目していくのではなく、個人やグループができること、関心を示すこと、希望、何とかしようという意欲などの、主観的・肯定的側面に注目し、働きかけ、疾患、障害、機能不全、解決すべき諸問題などの否定的側面を克

病理・欠陥モデル
治療・医療モデルとほとんど同義であると考えてよい。

服したり、それらとの共存を図りながら生活していく、という展望を持つのが、ストレングス・モデルの特徴である。

　2点目は、援助者と利用者の援助関係に着目し、実質的に援助関係の対等化を図ることである。疾患や障害に目を向け、それらを診断・治療する、という治療・医療モデルの図式と、機能不全や生活問題に焦点を当て、それらをアセスメント・介入していく生活モデルの指向。これら2つのモデルに共通する点は、治療・援助する側（専門職）を中心に、治療・援助が進められていく、という点にある。ストレングス・モデルは、特に治療・医療モデルで使用されるような、専門職中心の専門用語は避け、利用者の日常生活の中で使われる言葉を重視し、利用者の側から捉えられた現実（リアリティ）や価値を重視する。ストレングスという言葉も、われわれの普段の日常生活の中で使われる日常用語そのものである。当事者中心という点が、ストレングス・モデルの2番目の特徴である。

　3点目は、焦点となる個人やグループだけではなく、援助活動を進めていく上での社会資源の潜在力も活用していこうという指向である。制度化された援助サービスだけを社会資源として認めるのではなく、たとえばインフォーマルな近隣の付き合い、ボランティア活動、イベントへの参加といった日常活動でも、利用者にとって意味あるものであれば、資源として活用できると考える。援助の対象となる個人、グループ、コミュニティのストレングスだけが焦点化されるのではなく、日常のありふれたことであっても、社会資源となりうる可能性・潜在力として認め、大いに活用していこうとするのである。

5. 実践モデルの展開

浜田寿美男
1947 〜
現象学的視点を積極的に取り入れている日本の心理学者である。犯罪心理学の研究でも著名である。

脳性麻痺
脳の発達過程で非可逆的な脳障害により生じた運動障害の総称。

構音障害
音の置き換えや省略、ひずみなどの言語コミュニケーション上の障害。

　発達心理学者**浜田寿美男**は、次のようなエピソードを紹介している[7]。
「ある脳性麻痺の大学生からこんな話を聞いたことがあります。彼の場合手足の麻痺はさほどでもなく、歩行にもさして支障はありませんが、ただ言葉がもう一つはっきりしませんでした。構音障害がややきつかったのです。それで、養護学校時代12年間はずっと言語訓練を受けてきました。ところが、彼はこの訓練が嫌で嫌でしようがなかったと言います。なぜかというと、訓練の場ではどうしても、自分が発音しにくい言葉を取り出して、それをはっきり言うように求められます。試されて、言わされて、直

されて、その反復になるのです。……中略……

　ところが、この学生が大学に入ったとき、訓練の場とはちょうど反対の場面に出会うことになります。大学では、当然のことながら、周囲の友人たちはほとんど健常者で、入学早々から、互いにすぐ知り合いになって、自由にペチャクチャおしゃべりを楽しんでいます。それを見た彼も、その話の輪に入って仲間になりたいと思います。ただ自分は発音がはっきりしないという負い目があって、最初は遠目に見ていたのですが、あるとき思い切って友だちの輪のなかに飛び込んでみたのです。そして、そこではっきりしないなりにでも自分の手持ちの〈力〉で精一杯しゃべろうとする、すると友だちもしっかり聞き取ろうとする。そうこうするうちに、ほんの数ヵ月で言おうとすることがほとんど伝わるようになったというのです。しかも本人も、なんだか発音がしっかりしてきたように思うといいます。」

　浜田はここで、われわれの日常生活における意味と活動と力の問題について、言語に障害を持つ大学生の例を紹介し、リハビリテーションなどの訓練の意義と位置づけを明確にしている。この浜田の主旨から少し逸れることになるが、われわれが本章で確認してきたソーシャルワークの**実践モデル**を具体的に考えるに当たって、このエピソードは参考になる。以下、やや機械的にはなるが、このエピソードを活用しながら、それぞれの実践モデルを検討してみる。

　治療・医療モデルに照らし合わせてこの大学生を見ていけば、脳性麻痺という治療を要する部分にまず目を向け、麻痺という欠陥部分に必要な治療を施す。その後に残る構音障害には、発音できない部分に焦点を当て、それが言えるように、「試され、言わされ、直され」る訓練が実施される。疾病や欠陥部分には治療を、できない・話せない部分（能力障害）には訓練を、それぞれ一定の診断や見立てに従い、医師や言語聴覚士（言語療法士）が中心になって実施していく。

　生活モデルではどのようになるのだろうか。この大学生の構音障害は、日常生活、特に他者とのコミュニケーションの場面では、上手に自分の意思を伝えることができないがために一種の機能不全状態にある。生活場面においては適応不全状態にも発展し得る。周囲の人間には理解を求め、環境面ではハイテクによる設備などを整える、本人の機能不全状態に対しては、機能訓練（リハビリテーション）や場合によっては手話を身につけるなど、対処能力を身につける。こうして、複数のアプローチを併用して相互適応状態に向けた努力が行われる。

　ストレングス・モデルでは、脳性麻痺（病理・欠陥部分）や構音障害（能力障害）の部分よりも、「自分の手持ちの〈力〉」、「仲間になりたい」

という欲求、「精一杯しゃべろうとする」意欲、など主観的側面にも目を向ける。対等な仲間同士による付き合いやコミュニケーションによって、この大学生に「楽しい」という意味も生じてきた、ということになる。こうしたことを繰り返すことで、「発音がしっかりしてきた」という一種の力が生じている。そればかりか、仲間との対等な関係は、仲間の「しっかり聞き取ろうとする」力を引き出すことになり、それはこの大学生にとっては"資源"として活きてもいるのである。

もちろんこれは、各モデルに照らし合わせた一種の図式的理解に過ぎない。実際の場面では複雑な問題状況の全体関連を理解する視点（生活モデル）、特定の因果関係に介入するアプローチ（治療・医療モデル）、対象者の意欲や希望・主体性にかかわる態度（ストレングス視点）すべてが必要とされている。大切なことは、対象となる利用者が現在どのような状態にあるのか、何が客観的に必要なのか、何を求めどんな意味を見出そうとするのか、などに注目し、これらを発見し、明確化するためには現状においてはどんなモデルが役立ち、またどのような組み合わせがその理解に役立つのか、将来はどのモデルの下に援助の展開を図ったらよいのか、ということを問い続ける援助者の姿勢である。

本章ではさらに、利用者－援助者の援助関係の下に展開されるモデルに加えて、それを取り巻く社会の影響を取り入れた**社会モデル**を視野に入れておくべきかもしれない。

生活モデルは、人間を内的・外的環境とのかかわりの中で把握していこうとする俯瞰的モデルであることはすでに指摘した。そしてここでの外的環境とは、自然環境と社会環境を含むものである以上、生活モデルはすでに、いわゆる社会をも視野に収めた社会モデルをその中に含むともいえる。ここでの人間と社会、あるいは援助を必要としている個人と社会環境との関係は、相互に適応状態であることを前提とする均衡モデルである。生活モデルにおいて展開される社会モデルは、こうしていわば**社会均衡モデル**としての社会モデルであるといっても過言ではない。もちろんこうしたモデル形成のうちに援助活動を理解していくことは効果的であることも少なくないであろう。

たとえば、障害を抱えた個人が既存の社会の中に溶け込むことを目標にして治療や訓練に勤しむ、その成果として既存の社会における自分自身の生活を取り戻すことができた、というような場合はその典型である。

しかしながら、治療や訓練へ向けての個人の努力ではどうにも生活できない人がいたとしたらどうであろうか。重度の障害を抱えた人が、階下や上階に移動することは難しいのではないだろうか。精神障害を抱えた人に

社会モデル
social model
個人と社会が相互に影響し合って関係形成されるモデルを想定している。

社会均衡モデル
social balance model
ここでは、個人と社会が予定調和的に相互適応状態になることを想定している。

よる治療努力が実って、通常の生活が機能的には可能になり、周囲の理解があれば就労も可能になったとしよう。ところが、周囲の人の社会的偏見が大きな壁となってどうにも生活しづらい状況から抜け出せない例は、残念ながら現実的には多く存在する。このような場合、当事者である障害者をめぐる社会環境が変革されなければ、その当事者の生活は依然として生活のしづらさが残ったままの状態になることは避けられない。こういった場合、**社会改革モデル**としての社会モデルが主張されるべきであろう。そして通常、社会モデルとして示されるものは、この社会改革モデルである。

　本章では、ソーシャルワークという実践的援助活動のモデルについて、いくつか考察を加えてきた。これらを実践に結びつけるべく日々の努力を重ねていくことは不可避である。そして、そのための苦労と工夫は、良心的な専門職としてのソーシャルワーカーには欠かせない。こうした姿勢や態度の下に、次章に展開される具体的アプローチは、息を吹き込まれて日の目を見ることができるのだろう。

社会改革モデル
social restructuring model
社会・環境の構造改革を通して初めて個人が生き易くなることを想定している。

注)

(1) 新村出編『広辞苑』第5版，岩波書店，1999，p.2648.
(2) 見田宗介・栗原彬・田中義久編『社会学事典』縮刷版，弘文堂，2004，p.872.
(3) 德永進『死の中の笑み』ゆみる出版，1982，pp.267-268.
(4) 太田義弘・佐藤豊道編『ソーシャル・ワーク―過程とその展開』社会福祉入門講座2，海声社，1989，p.83.
(5) ジャーメイン，C. B. ほか著／小島蓉子編訳『エコロジカルソーシャルワーク―カレル・ジャーメイン名論文集』学苑社，1992，p.192.
(6) Saleebey, D. 'Introduction: Power in the People'in Saleebey, D. ed. "The Strengths Perspective in Social Work Practice", 2nd ed., Longman, 1997, pp.8-11.
(7) 岡本夏木・浜田寿美男『発達心理学入門』子どもと教育，岩波書店，1995，pp.210-214.

｜理解を深めるための参考文献

●狭間香代子『社会福祉の援助観―ストレングス視点・社会構成主義・エンパワメント』筒井書房，2001.
治療・医療モデル（病理・欠陥モデル）、ストレングス・モデル（ストレングス視点）、エンパワメントなどの基本的考え方について、しっかりとした理論的考察を基盤に、整理し展開している。
●マーフィー，ロバート・F. 著／辻信一訳『ボディ・サイレント』平凡社ライブラリー 566，2006.
著名な人類学者による自らの病気・障害体験が克明に綴られている。当事者、家族、社会にとっての「疾病」「病気」「病い」「障害」の意味を再考察するために格好の著書である。

●小松源助『ソーシャルワーク実践理論の基礎的研究—21世紀への継承を願って』川島書店，2002.

ストレングス視点やエンパワメント・アプローチを理論的な視野から整理し展望している。他にソーシャルワーク実践理論の全般を視野に入れた探究の書である。

 "褒める"こと

　大学の教員になってから大学4年生の卒業論文を担当してきたが、学生が書く論文の不十分な点、特に不正確なデータや文章力のなさが気になり、その指摘だけで指導時間の大半を費やすことが少なくなかった。しかしその結果、論文の出来がよくなったかというと、話はそう簡単には運ばない。学生はその指摘された部分にばかり注意が集中し、先へ進めなくなる。冷静に考えると無理からぬことであるが、私自身も学生も時間に追われて焦ってしまう場合もあった。10時間かけていたらぬ箇所を指摘するよりも、わずか10分でも学生のユニークな視点や適切な表現を賞賛・奨励する、詰まるところ"褒める"と、卒業論文の進みが速くなるばかりか、学生自らが不十分な点に気づき、修正を施すことも珍しくなかった。結果として、優れた卒業論文につながることが結構多かったような気がする。

　私が高校を卒業するとき、英語の先生が卒業生数名に言った言葉をいまさらながら思い出す。「みんなに1つだけお願いがある。子どもを見たら褒めてくれ。叱るんじゃなくて、とにかくいいところを見つけて褒めてくれ。子どもは将来の宝物なんだからな。僕からのお願い、覚えておいてくれ」。当時はあまりの唐突な言葉に、このおっさんは何が言いたいのだ、とちんぷんかんぷんだったが、卒業論文を担当するようになって、英語の先生が言いたかった意味がようやくわかるようになってきた。わが子を持つようになってからは、その大切さを確信するようになった。

　そして最近では、もしかしたら個人の持っている"ストレングス（strengths）"に注目することは、日常においてこそ、その重要度がさらに増すのではないかと考えている。そう考えると、ソーシャルワークの専門性なるものは、崇高な理論的側面にあるのではなく、ありふれた各個人の日常的世界で、自明となっていることを掘り起こすことから出発するのではないかと思えてくる。

第4章 ソーシャルワークのアプローチ

ソーシャルワークのケースはそれぞれに独自性を持った一回性のものであり、あらゆるケースに適応可能な方法をマニュアル化することは不可能である。しかし、多くのケースに対応し、検討を重ねてきたソーシャルワーカーの経験と知見から学べることは多い。本章では著名なアプローチを紹介し、将来のソーシャルワーク実践の道しるべを提示する。

1

ソーシャルワークのアプローチの成り立ちを理解し、著名なアプローチの概要を知識として獲得するだけでは不十分であることを再認識し、絶えず自らのアプローチを検討し続けることの必要性を学ぶ。

2

著名なアプローチの概要とその方法を理解し、それぞれのクライエントとソーシャルワーカーとの相互関係に適切な方法を検討する手がかりをつかむ。

3

さまざまなアプローチの成立背景とそこに通底する理念の理解を通して、自分の目標とするソーシャルワークに必要な知識や能力は何かを把握し、次に学ぶべきことを明確化する。

1. アプローチとは

　アプローチとは、対象へ接近すること、またその接近の方法を意味し、学問の世界では研究方法を指すこともある。したがって、本章でいう「ソーシャルワークのアプローチ」とは、クライエントやクライエントを取り巻く問題への接近方法ないしその研究方法を意味する。

　ここで紹介するアプローチはいずれも著名なものであり、これからソーシャルワークに従事しようとする人は、一通りの知識をもっておく必要があるものばかりである。ただし、それぞれのアプローチの概略を紹介するにも紙幅が限られており、極めて表面的な記述にとどまっていることを断っておかなければならない。ソーシャルワークの専門家を目指すのであれば、関心をもったアプローチから順に、自主学習を行いさらに理解を深めるよう努めてもらいたい。その際には可能な限り原点に返り、提唱者の書いた原書を参照することをお勧めする。

　あらゆる「方法」は人間が作り出したものであり、その方法には必ず方法論が存在する。他者の作り上げた方法を学ぶ際には、単なる方法についての表面的な知識を得るだけでなく、その根底に広がる方法論にも目を向けることが大切である。あるいはむしろ、そうした方法論的吟味を通して、はじめてその方法の意味を理解し、自らの実践活動にそれを活かすことが可能となるといっても過言ではないかもしれない。

2. 心理社会的アプローチ

リッチモンド
Richmond, Mary Ellen
1861〜1928

ハミルトン
Hamilton, Gordon
1892〜1967

トール
Towle, Charlotte
1896〜1966

ギャレット
Garrett, Annette
1898〜1957

ホリス
Hollis, Florence
1907〜1987

A. 心理社会的アプローチの概要

　心理社会的アプローチは、アメリカにおける**診断主義**の流れをくむソーシャルワークのアプローチである。診断主義は、**リッチモンド**によって形作られたケースワークの枠組みを、**ハミルトン**、**トール**、**ギャレット**らが理論化することにより形成されたものだが、**ホリス**はその流れを受け継ぎ、心理社会的アプローチの理論を構築した。

診断主義は、①クライエントの問題の心理的側面、②パーソナリティの発達に焦点を当てた過去の生活史、③面接を中心にした長期的な援助、④ワーカーとクライエントの関係におけるワーカーの主導性、⑤調査－診断－治療の過程、を重視するところにその特徴が見られる。

ハミルトンはこの流れを受け、診断主義と機能主義の相違を明らかにしながら心理社会的アプローチの概要を示した[1]。さらにホリスは、クライエントの社会的側面への援助を取り入れ、「**状況の中の人間**」という視点を重視し、人・状況・両者の相互作用という３つの相互関連性からケースワークを考察し、心理社会的アプローチの理論を明確化した。

このアプローチは、リッチモンドの基本的枠組みに**フロイト**の精神分析学の理論を組み入れた「治療・医療モデル」を基礎とし、その処遇はクライエントのニーズに沿って個別的に行われる。

ホリスはケースワークを次のように定義している。

ケースワークは、〈逆機能〉の内的・心理的原因と外的・社会的原因の両面を認識し、個人が社会関係の中で自らの〈ニーズ〉をより完全に満足させ、いっそう適切に機能することができるように援助すること[2]。

したがってケースワークの目的は、クライエント個人とクライエントを取り巻く環境の双方に変化を起こさせることにある。その上で重要な価値としては、以下の５つが挙げられる[3]。

①ワーカーは、クライエントの福祉に心を注ぎ、関心を寄せ、尊敬することによって、クライエントを受容すべきである。さらに、これにはクライエントに対する温かい感情も含まれている。

②ワーカーはクライエントのニーズを優先させるような「相手中心」の関係であるべきである。

③ワーカーは評価や応答する場合、個人的な先入観を取り除いて、できるだけ科学的な客観性によってクライエントを理解すべきである。

④ワーカーは、クライエントが自分自身で決定する権利があることを認め、また、彼には自己思考の力があるので、それを引き出すよう努力すべきである。

⑤ワーカーはクライエントと他者との相互依存を認めるべきである。またクライエントの自己指向性については、他者あるいは自分自身を傷つけるような場合、制限を加える必要があることを知っておくべきである。

状況の中の人間
person-in-his-situation

フロイト
Freud, Sigmund
1856～1939

B. 援助の方法

　診断派の援助過程は、インテーク・診断・処遇の段階ごとに分けて述べることが多いが、ホリスは、ケースワークの援助においては、最初の面接の場面から処遇の要素は含まれていると考え、そのプロセスのすべてが処遇計画の中にあると捉えた。つまり、処遇の役に立たない調査や診断は意味をなさないと考えたのである。

　ホリスは、処遇上のコミュニケーションの技法を6つに分類しているが、その概要は以下の通りである[2]。

（1）持続的支持

　ワーカーがクライエントに対し、関心や同情や理解を示し、援助することを望み、クライエントを信頼して受容することにより支持しようとすること。これには傾聴、受容、再保証、激励などが含まれる。

（2）直接的指示

　ワーカーの意見や態度を表明することにより、クライエントの行動を直接的に促進したり失望させたりすることである。これには、賛意や強調、示唆、助言、主張、介入などが含まれる。

（3）浄化法

　クライエントやクライエントの状況の性質、および両者の相互作用に関する内容の探索と**カタルシス**を奨励すること。クライエントに内容を説明し、クライエントの状況に関する事実の知識を引き出すと同時に、状況についての感情を解放する方法で、「換気法」とも呼ばれる。

（4）人と状況の全体的反省

　現在の状況に対するクライエントの応答、状況と応答の相互作用の性質についての反省的な話し合いのことである。

（5）パターンの力動的反省

　クライエントの応答の仕方や傾向についての反省的な話し合いのことである。これによりクライエントに特徴的な行動パターンを明確化することが可能となる。

（6）発達的な反省

　クライエントの応答の仕方や傾向の発達的要因についての反省的な話し合いのことである。クライエントの幼少期の生活や行動が、現在の行動にどのような影響をもたらしているかがここで考察される。

カタルシス
catharsis
精神分析理論では、無意識の領域に抑圧された複合体（コンプレックス）を意識レベルに浮かび上がらせることにより心が浄化されると考えた。これをカタルシスと呼ぶ。

3. 機能的アプローチ

A. 機能的アプローチの概要

　機能的アプローチは、**ランク**の意志心理学の理論を基盤に、米国の**タフト**、**ロビンソン**らによって開発され、その後**スモーリー**が、さらにこれを発展させた。彼らの方法は、ソーシャルワークにおける機関の機能の重要性を強調することから**機能主義**と呼ばれ、**診断主義**の考え方に対して厳しい批判を加えたことから、診断主義－機能主義の一大論争に発展した。

　機能的アプローチの特徴には次のようなものがある。

①「疾病の心理学」より「成長の心理学」

　診断的アプローチが診断と治療という「疾病の心理学」を重視しているのに対し、機能的アプローチは「成長の心理学」を基盤にしている。

②「治療」よりも「援助」

　ソーシャルワークは、個人の社会的治療ではなく、「援助の過程」として捉えられ、ワーカーは自分の役割をコントロールすることに責任をもつ。

③「機関の機能」の重視

　クライエント自身でさえ本当のニーズは何であるかは、援助を受ける状況で、彼が何を行うかを理解することによってのみ発見できるのであり、この「援助を受ける状況」としての機関の機能こそが重要なのである。

④「ワーカー中心」より「クライエント中心」

　ソーシャルワークは、クライエント自身の主体的な問題解決をワーカーがそれぞれの機関の機能を代表して援助するのであり、問題解決が可能なのはクライエント自身なのである。

⑤時間的展開の重視

　時間が人生全体の問題を象徴していると考え、クライエントが時間の有限性を受け入れ、限られた時間を有効に利用することを学ぶ過程を重視した。

B. 援助の方法

　スモーリーは、機能的アプローチにおけるソーシャルワーク実践の原則を5つに分類し説明している[3]。

ランク
Rank, Otto
1884〜1939

タフト
Taft, Jessie
1882〜1960

ロビンソン
Robinson, Virginia P.
1883〜1977

スモーリー
Smalley, Ruth Elizabeth
1903〜1979

［1］効果的な診断の活用

　機能的アプローチでは、診断を援助される現象の理解として捉えるが、それが最も効果を生み出す場合として次の4点が挙げられる。

①特定のサービスの活用と関係づけられる場合。

②サービスが提供される過程で、クライエントとの取り決めと参加によって徐々に展開される場合。

③現象が変化するに従い、継続的に修正することが認められる場合。

④サービスの過程で、適切だと思われるときに、ワーカーが診断や現象の理解をクライエントに提供する場合。

［2］時間の段階の意識的・意図的活用

　時間の意識的・意図的な活用は、機能的アプローチを特徴づけるものである。スモーリーは援助過程を、開始期・中間期・終結期に分類し、それぞれの段階での特徴とワーカーの意識的活用について述べている。

　開始期は、希望や喜びの興奮を感じると同時に、恐怖心や不確実感を引き起こす時期であり、クライエントは内的バランスや統合感覚を維持しようとする。中間期は、生命を失ったような状態で、初期の興奮の後にやってくる。終結期を控えてクライエントが自分自身で生活を始める準備の前のよどんだ状態である。終結期は、死の感情、分離の感情に伴い、抵抗感と恐怖感がある。反面、何かをやり遂げた、何かを生き抜いた、何かを自己に取り入れたという気持ちをもち、自由になりたい、自分でやってみようという願望がある。

［3］機関の機能と専門職の役割機能の活用

　スモーリーは、機関の機能と専門職の役割機能を活用することは、ソーシャルワークのプロセスに焦点を定め、内容と方向づけを与え、社会と機関に対する責任を保証したり、積極的に取り決めを促進し、個別性、限定性をもたらすものと考えた。機関の機能とは、なぜその社会にその機関が必要なのかという存在意義を意味する。したがってスモーリーは、この機関の機能を認めることなしにはクライエントに援助を行うことなどできないと考えたのである。

［4］構造の意識的活用

　構造を活用することは、フォームを取り入れることであり、フォームはすべてのソーシャルワーク過程をより効果的に促進する。

　フォームとは、諸要素が目的にかなった特有の配置や輪郭で、目に見え

る形となっているものである。機関や時間、場所に関する取り決めなどがこれにあたる。クライエントは、これが「ゲームのルール」として提示されることで、今自分が何を行っているのかを知ることができるのである。

［5］ 関係を用いることの重要性

　関係とは、クライエント自身が自分ではっきりさせた目的を達成しようと努力するときの核心である選択とか決定を、クライエントが独力でできるように援助するようなもの、とスモーリーは捉えた。機能的アプローチでは、当初からワーカーとクライエントの関係の形成を重視してきた。潜在的可能性をもつクライエントは、ソーシャルワーク関係を通じて成長していくのである。

4. 問題解決アプローチ

A. 問題解決アプローチの概要

　問題解決アプローチは、**パールマン**による実践的研究から生み出された。このアプローチの全容は、1957 年に出版された『ソーシャル・ケースワーク—問題解決の過程』[(4)] によって示された。この中でソーシャル・ケースワークは、「個人が社会的に機能する際に出会う問題により効果的に対応できるよう、福祉機関によって用いられる一つの過程」と定義された。

　問題解決アプローチの特徴は次のようなものである。①生きることは絶え間ない問題解決の過程であり、困難は病理ではないという考え。②問題解決の主体はクライエント自身であるということ。③社会的役割葛藤の問題の重視。④個別援助の構成要素として挙げられた「人（Person）・問題（Problem）・場所（Place）・過程（Process）」の「**4 つの P**」。⑤ケースワーク援助を用いて問題解決に取り組むクライエントの力を「**ワーカビリティ**」と呼び、その要素である「**動機づけ・能力・機会**」の 3 つの側面からの MCO モデルといわれるアプローチを提唱。

　パールマンの理論は、診断主義の立場に立ちつつ機能主義の知見を大幅に取り入れたもので、その特質から**折衷主義**と呼ばれている。

　また、パールマンは理論の形成において影響を受けたものとして次のようなものを挙げている。①フロイトやランクのパーソナリティ理論。②エ

パールマン
Perlman, Helen Harris
1905〜2004

ワーカビリティ
workability

動機づけ・能力・機会
motivation, capacity,
opportunity

エリクソン
Erikson, Erik Homburger
1902〜1994

リクソンやホワイトらの自我心理学。特にパールマンは問題解決アプローチを、自我心理学をケースワーク実践の行動原則に変換する1つのモデルと捉え、さまざまな自我心理学の知見を吸収していった。③反省的思考のプロセスを学習の過程として位置づけた、デューイの問題解決学習法。特に、学習は問題解決であると考え、生きることは問題解決の過程であると捉えたデューイの理論は、パールマンに大きな影響を与えた。④社会学における役割理論。パールマンは、問題解決過程でなされていく自我の訓練は、社会的な役割遂行に絡む諸問題解決の枠内で行われていくものと捉えた。⑤そして、役割遂行上の問題解決への大きな羅針盤となる「動機づけ・能力・機会」といった要素の裏づけについては、リップルらの功績に負うところが大きい。

B. 援助の方法

　ソーシャル・ケースワークを成立させるための構成要素としてパールマンが挙げた「4つのP」を通して、問題解決アプローチの援助の原則について考えてみることにしよう。

[1] 人（Person）

　「人（Person）」は、問題をもち、施設や機関にその問題解決を求めて来る人すなわちクライエントのことを指している。

　パールマンは、問題解決の主体は「潜在的な問題解決者」としてのクライエント自身であると考え、解決のプロセスにおいて変化していく存在、これまでのあり方を越え、絶えず生成し、変化しうる存在と捉えた。したがって、問題解決アプローチにおけるソーシャルワーカーの役割は、クライエントの可能性を信じ続けながら、問題に取り組むクライエントを側面から援助することである。

[2] 問題（Problem）

　「問題（Problem）」は、クライエントと生活環境との間に生じている問題のことである。

　ソーシャルワークの過程において、まず問題を明確化しクライエントとワーカーの間でそれを共有化することが必要となる。その過程において全体としての問題の特定の部分に焦点を当て（焦点化）、部分としての問題に切り分ける（部分化）ことが不可欠とされる。

［3］場所（Place）

「場所（Place）」は、ワーカーが所属し、ソーシャルワークが具体的に展開される施設や機関のことである。

組織は通常、目的をもって設立されており、また地域性ももっている。そうした目的や地域性は、クライエントにもワーカーにも、そしてソーシャルワークにも制約となってあらわれる。しかしそうした制約を明示することにより、現実的な限界の範囲をクライエントが理解し、受け入れていくことも大切である。

［4］過程（Process）

「過程（Process）」は、ワーカーとクライエントとの間に築かれた信頼関係に基づいて進められる援助の過程のことである。

パールマンは専門職としての価値・知識・技能・能力を備えたワーカーと、社会生活上の何らかの必要から援助を受けるに至ったクライエントとの間で展開される相互作用に強い関心を寄せた。

5. 課題中心アプローチ

A. 課題中心アプローチの概要

1972 年、米国シカゴ大学の**リード**と**エプスタイン**は、『課題中心ケースワーク』[5] を出版し、「組織だった援助の過程」という概念を提示した。**課題中心アプローチ**は、決して新しい技術を提唱しようとしたのではなく、既成の技術を再構成することにより、包括的かつ系統的で、より効果的な短期処遇の方法を模索し提示したのである。

彼らは処遇効果が同程度であるなら、援助に要した期間が短いほうが優れた援助方法であると考えた。リードと**シャイン**の調査により、長期の処遇よりも短期の処遇のほうが優れた効果をもたらすという研究結果も出されている。

リードはコロンビア大学でホリスの指導を受け、大学院では類型学の研究を手伝ったとされる。ホリスはこの研究でワーカーやクライエントの行動を類型化した。それに対してリードは問題の分類を行い、次の 7 つに類型化している[5][6]。

リード
Reid, William James
1928～2003

エプスタイン
Epstein, Laura
1914～1996

シャイン
Shyne, Ann W.
1914～1995

類型学
typology

(1) 対人関係における葛藤

人と人の交わり（相互作用）の中で生じる摩擦であり、たとえば、親と子、夫婦などの間で生じる葛藤。

(2) 社会関係上の不満

人との関係で孤独に感じたり、他人に対して依存しすぎたり、あるいは積極性に欠けるといった、人との付き合いの中で感じる悩みや不満。

(3) フォーマルな組織との問題

福祉のサービス機関や病院、学校などフォーマルな機関とのかかわりの中で生じるいろいろなトラブル。

(4) 役割遂行における困難

課せられた社会的役割、たとえば、会社の中での役職であるとか、学生としての役割といったいろいろな役割を遂行する困難。

(5) 社会的な過渡期の問題

社会的状況が変化することによって生じるもので、たとえば、何らかの事情で家族と別れ見知らぬ土地で暮らさなければならないとか、新しい職務に就くといった場合に生じる困難。

(6) 反応性の情緒的苦悩

ある出来事がきっかけとなって生じる不安や抑うつ状態、たとえば、夫を突然失い極度に落ち込むというような場合。

(7) 資源の不足

経済的な問題、住む場所がない、医学的治療を受けることができないといった必要な資源が不足している場合。

また、問題を選択する際には、次の3つの原則に配慮する必要がある。①クライエントが認める問題であること、②クライエントが自らの努力で解決できる可能性のある問題であること、③具体的な問題であること。

B. 援助の方法

課題中心アプローチは、クライエントが自発的に援助を求めてきたり、他の機関から紹介されてきた時点から援助がスタートし、その後のプロセスは4つのステップを経て展開する[7]。

[1] ステップ1―ターゲット問題の明確化と選択

まず第1ステップでは解決すべき問題を明確化し、分類した上で優先順位をつけ、多くても3つまでに課題を絞り込む。その際に、前述の問題選

択の3つの原則が考慮される。優先順位づけは、基本的にクライエント自身が考える順位が尊重される必要がある。ただしその順位づけが、紹介機関の考える優先順位と異なる場合もある。そこでどのように折り合いをつけていくかが、ワーカーの力量の問われるところである。

[2] ステップ2―契約

　第2ステップは、クライエントとワーカーとの間で契約を結ぶことである。ターゲットとする課題を絞り、解決の優先順位が確定したら、処遇目標・処遇期間や面接の回数、処遇計画およびワーカーの課題を明確化した上で説明を行い、合意が得られたら、契約を結ぶことになる。

　このステップにおける作業は、単なる契約の締結だけが目的ではなく、クライエントとともに課題を明確化し、目標を定め、計画を確定していくプロセスを通して、問題解決へのモチベーションを高め、さらに処遇効果を高めることにもつながるのである。

[3] ステップ3―課題の遂行

　第3ステップは、問題解決を実行する段階であるが、ここでの作業はクライエントとワーカーとの共同作業であることが重要とされる。エプスタインはこのステップにおける作業を次の5つに分類している[8]。
　（1）アセスメント
　（2）援助方法の創出
　（3）関係者や関係機関の協力を得るための交渉
　（4）意思決定
　（5）実行
　さらに、（5）の実行を、①課題の設定、②課題遂行の支持、③検証、④モニター、⑤契約の更新、という5つの作業に分けている。

[4] ステップ4―終結

　課題中心アプローチは、短期処遇による問題解決がその特徴となっている。援助の初期段階で結ばれる契約において、援助の期間や面接の回数なども含むスケジュールを組み込むことにより、終結の時期が明確に定められている。もちろん、問題解決の進捗状況によって計画が修正され、契約内容が変更になることもあるが、現実生活において存在する時間的・空間的な制約を意識した処遇のあり方は、問題解決アプローチからの影響とも考えられる。

6. 危機介入アプローチ

A. 危機介入アプローチの概要

リンデマン
Lindeman, Erich
1900～1974

カプラン
Caplan, Gerald
1917～2008

危機理論
crisis theory

　危機介入アプローチは、**リンデマン**と**カプラン**らによって構築された「**危機理論**」を、危機状態にあるクライエントへの援助のために導入したものである。

　リンデマンは、米国マサチューセッツ州ボストンにおける大火災で死亡した被災者の家族の悲嘆反応について調査し、悲しみから回復するプロセスを研究し、危機理論の基礎を作った。その後、精神分析医のカプランは危機解決とその後に起こる適応段階での社会資源の役割の重要性を指摘し、地域精神活動における予防精神医学としての危機介入の方法を発展させていった。

フィンク
Fink, Steven L.

　フィンクは、危機的な状況に陥った人がたどる特有の心理過程を4つに分類し、次のような段階プロセスのモデルを提示した。

［1］衝撃の段階

　危機に直面した直後で心理的ショックを受ける時期である。強い不安が生じ、混乱した行動をとり、パニック状態に陥ることもある。この段階ではまず、あらゆる危険からその人を保護することが大切である。

［2］防御的退行の段階

防衛機制
defence mechanism
精神分析学派独自の概念
で、自己を脅威にさらす
不安から回避するために
働く心のメカニズム。

　現実の危機的な状況に直面することに耐えきれず、自己を守るために「逃避・否認・退行」といった**防衛機制**が働く。したがって、表面的には、無関心に見えたり、落ち着いているように見えることもあるが、無理に現実を直視させたりせず、周囲の人は心理的なサポートを行い、心理的安全を保障することが大切である。

［3］承認の段階

　防御的退行の段階を経て落ち着きを取り戻し、徐々に現実へ向き合おうとする時期である。怒りや悲しみ、無力感が生じたり、再び不安や混乱などが起こることもあるが、適切なサポートを行うことにより、次第に現実に目を向けることができるようになってくる。そこで表出された怒りや悲

しみなどを周囲の人が受容し、励ますことにより、現実を受け入れる援助
を行うことが大切である。

[4] 適応の段階

　現実を受け入れ、積極的に建設的な方向へと目を向けられるようになる
段階である。現実の状況を認識し、将来を見据えて新たな目標に向けて再
出発し、以前のような悲嘆から解放され、不安も減少していく。

B. 援助の方法

　ソーシャルワークにおける危機介入アプローチの方法については、さま
ざまな研究が行われているが、ここでは南彩子[9]による論考を参照しなが
ら、このアプローチにおけるワーカーの役割を考えてみることにしよう。

[1] 感情の表出と受容

　危機状況に陥ったときに感情のバランスを崩すのは珍しいことではなく、
気が動転したり、苦悩したりするのは人間として当たり前のことであり、
決して異常ではない。そこでまずワーカーは、クライエントにそのことを
明確に理解させることが必要である。その際に大切なことは、クライエン
トにその状況とそれに伴う感情を十分に表出させることである。特に悲し
みや喪失感、不安感、絶望感などをできる限り吐き出してもらい、ワーカ
ーは時間をかけてそれを聴き、受容・共感することを通して、心理的サポ
ートを行うことが大切である。

[2] 危機状況の理解

　危機状況にあるクライエントは、現実を受けとめ、考える余裕を失って
いる。そこでワーカーは、クライエントが置かれている状況を認知させて
いくために、危機の引き金となった出来事や現在起こっている危機の状況、
今問題になっていることなどを整理し、明確にしていくことが必要となる。
現在の状況について否定したり、事実を歪曲して知覚したりせず、どんな
事実でもそれを受けとめていかなければならないことを示していく。

[3] 適応へのサポート

　これまでの生活を変更し、新たな適応をしていくことは大変であるが、
生活を継続しながら、少しずつ立て直していくことが必要であることを理
解させ、周囲に支援体制（ソーシャルサポート・システム）を作り上げて

いく。そのためにワーカーは、地域社会の支援システムに関する情報を把握し、必要に応じて調整を行い、それをクライエントに提供することも大切である。

[4] コーピングの検討

今までどのような対処機制（コーピングメカニズム）をもって危機を乗り越えてきたのかについて、クライエントと話し合う。そして、今回も同じように対処できるのかどうかを検討し、できないのであれば、新たなコーピングの方法を獲得できるようにワーカーが援助することが必要となる。また、同じような危機を経験した人びとで構成されるサポートグループを利用できるように働きかけるのも1つの方法であろう。

7. 行動変容アプローチ

A. 行動変容アプローチの概要

ワトソン
Watson, John Broadus
1878〜1958

ワトソンに始まる**行動主義心理学**から生まれた行動理論や学習理論を基礎に行動療法が開発された。その行動療法を、伝統的なソーシャルワークへの批判に呼応する形で導入したのが、**行動変容アプローチ**であり、**行動療法アプローチ**と呼ばれることもある。

その後、ソーシャルワークの折衷化・統合化が理論面でも実践面でも急速に進み、現在では行動変容アプローチがソーシャルワークの一アプローチという捉えられ方はあまりされなくなってきている。しかし、ソーシャルワークの理論と援助技術を支える重要な概念として、行動理論および学習理論が今も位置づけられていることに変わりはない。

そこで行動変容アプローチに導入された、3つの主な学習理論について紹介しておこう。

[1] レスポンデント条件づけ（古典的条件づけ）

パブロフ
Pavlov, Ivan Petrovich
1849〜1936

「パブロフの犬」で知られる、ロシアの生理学者**パブロフ**が提唱した学習理論で、これは後に「**古典的条件づけ**」と呼ばれることになる。

犬に餌を与える際に同時にメトロノームの音を聞かせる。これを何度も餌を与えるたびに繰り返すうちに、犬はメトロノームの音を聞いただけで

唾液を分泌するようになる。これは、犬にとってもともと無関係であった餌とメトロノームの音との関係が、反復学習によって「強化」されたのであり、その結果、メトロノームの音を聞いただけで唾液を分泌するという「条件反応」が引き出されたのである。

このような条件づけを人間行動の研究に導入したのがワトソンであり、彼は「心理学を科学に」というスローガンのもと、「意識なき心理学」を提唱し、行動主義心理学を誕生させた。

[2] オペラント条件づけ

ワトソンの行動主義を批判的に継承する形で生まれたのが、新行動主義である。その旗手の1人である**スキナー**は、古典的な条件づけを「**レスポンデント条件づけ**」と呼び、新たに「**オペラント条件づけ**」を提唱した。

スキナーは、バーのついた箱を用意し、箱の中に入れられたネズミがバーに触れると、餌が出てくるような仕掛けを作った。この箱に空腹状態のネズミを入れると、最初は無秩序に動き回るうちに偶然バーに触れ、餌を手に入れることに成功するが、それを何度か繰り返していくうちに、箱に入れられてからバーに触れるまでの反応時間が短縮されていった。つまり報酬（餌）によって、ネズミがバーを押すという行動を学習させることに成功したのである。これをオペラント条件づけと呼ぶ。

スキナー
Skinner, Burrhus
Frederic
1904〜1990

オペラント条件づけ
道具的条件づけとも呼ばれる。

[3] 観察学習

観察学習は、他者の行動を観察することにより学習し、それを真似したり、同様の行動を行ったりすることである。観察した内容を模倣するかどうかは、報酬の与え方に大きく左右されるが、報酬は周囲からの賞賛や支持や物品など、その内容は対象者の欲求や嗜好などによりさまざまである。

しかしバンデューラは、観察学習は強化だけでは説明できないとして、**社会的学習理論**を構築した。

バンデューラ
Bandura, Albert
1925〜

B. 援助の方法

行動変容アプローチも、ソーシャルワークの基本的な処遇過程を踏んで展開される。そこで津田耕一による分類を参考にしながら、プロセスごとの行動変容アプローチの方法を見ていくことにしよう[(10)]。

[1] アセスメント
①問題の明確化

まず、問題を観察可能で具体的な行動として明確化する。また、問題行動が本当に問題であるのか、その妥当性も検証する。

②ベースライン測定

問題が明確化されたら、それがどの程度起こるかを測定し、記録する。そして、その行動がいつ、どこで、どのような状況の下で起こり、周囲の反応はどのようなものであるかもあわせて観察する。

③機能分析

問題がどのような行動からなっているのか、どうしてそれらの行動があるのか、それらの行動と環境との関係はどうなっているのかといった行動の仕組みを知る。

なお、行動療法をソーシャルワークにおいて展開する場合、社会的要因や家族関係、所属する集団の規範など、間接的に行動に影響を及ぼしている要因にも注目することが必要である。

［2］援助計画の作成

①目標の設定

問題が明確になり、その程度も観察できたら、次に目標の設定を行う。目標設定は具体的な行動として定義する。

②介入技法の選択

機能分析をもとに、適した介入技法を選定する。介入技法はいくつかの技法を組み合わせて採用することも有効であり、そのほうが一般的である。

③介入計画の作成

介入技法をどのような順序で行うのか、社会資源をどのように活用していくのかという手順を明らかにする。

［3］介入

上記の計画に基づき、ワーカーあるいはクライエントの家族が援助を実行する。介入の際には常にモニタリングを行う。

［4］評価

評価において、目標が達成されたかどうか、どのような介入プロセスがクライエントの問題解決に貢献したかなどを調べ、検討する。

［5］終結

望ましい行動が強化され、当初の目標が達成されたら、意図的に導入されていた先行事象となる手がかりを減らしたり、強化の頻度や程度を減ら

したりすることで、クライエントが自ら行動の維持を図っていけるように
する。

［6］追跡調査

　援助が終了して一定期間が過ぎたら、介入を行った行動がどの程度維持
されているかを調べる。再度介入が必要な場合は、アセスメントの段階へ
とフィードバックしていく。

8. エンパワメント・アプローチ

A. エンパワメント・アプローチの概要

　ソーシャルワークにおいて**エンパワメント**の概念を最初に導入したのは、
ソロモンであるといわれている[(11)]。彼女は、黒人に対するソーシャルワ
ークの過程と目的としてエンパワメントを概念化し、パワーの欠如に気づ
き、パワー問題の分析をすることを前提とし、否定的価値づけをされた個
人あるいは集団が経験するパワーブロックを克服する方法であると捉えた。

　ソロモンのモデルを、抑圧を経験しているすべての人びとに適用したの
が**リー**である[(12)]。彼女は、エンパワメントの３つの構成要素を以下のよ
うに措定した。①より積極的で潜在的な自己の発達（自己効力性）、②そ
の人を取り巻く環境の社会的、政治的現実のより批判的理解のための知識
と能力の発達（批判的意識）、③個人あるいは集団の目標を達成すること
を促進する資源と戦略とより機能的なコンピテンスの発達と養成[(13)]である。

　エンパワメント・アプローチでは、「すべての人間が困難な状況におい
ても潜在的な能力と可能性を持っている」と同時に、「すべての人間が、
パワーレスネス（無力化）の状況に陥る危険性を持っている」ことの２点
を前提とする。エンパワメント・アプローチにおけるパワーとは、単なる
外在的な権力を指しているのではなく、個人と社会との相互関係を形成し、
それぞれの自律性に関与する力動を支配するメカニズムを指す[(14)]。具体
的には次の４つが問題となるパワーと考えられる[(15)]。
①自分の人生に影響を行使する力
②自己の価値を高め、それを表現する力
③社会的な生活を維持・統制するために他者と協働する力

エンパワメント
empowerment

ソロモン
Solomon, Barbara
Bryant
1934～

リー
Lee, Judith A. B.

④公的な意思決定メカニズムに関与する力

B. 援助の方法

コックス
Cox, Enid Opal
1941〜

パーソンズ
Persons, Ruth J.
1944〜

エンパワメント・アプローチの構成要素として、**コックス**と**パーソンズ**は以下の 10 項目を挙げ、エンパワメント・アプローチに関する議論を総括している[16]。

①クライエント自身による問題の定義を採用する

②クライエントの「強さ」を見極め、これを強化する

③クライエントが持つ階級や権力に関する意識を高める

④エンパワメントを志向する関係において、クライエントが自分の力を自覚できるような経験を促す

⑤クライエントを変化の過程に引き込む

⑥協働、信頼、権限の共有に基づく援助関係を基盤にする

⑦集団化された行動を利用する

⑧相互支援やセルフヘルプのネットワークやグループを活用する

SST
social skills training

⑨特効性のあるスキル（たとえば問題解決技法、**SST**）の習得を促す

⑩社会資源を動員し、クライエントのための権利擁護を行う

つまりエンパワメント・アプローチは、クライエントが主体となり、集団的経験を通して、態度・価値・信念の変容を図り、批判的思考や問題解決行動のための知識や技能を習得し、クライエントの「強さ」を強化することを目指す[14]。

ギテレッツ
Gutiérrez, Lorraine M.

ギテレッツはクライエントのパワーを増強する技法として、以下の 5 つを挙げている[17]。

①クライエントの問題の定義を受け入れる

②既存の強さを認め、それを増強していく

③クライエントの置かれている状況のパワーを分析する

④特殊なスキルを教える

⑤資源を動員しクライエントのためにアドボケイトする

また、リーはパワーを増強するスキルとして、次の 5 つを挙げている[12]。

①クライエントの思考を促進するスキル

②動機づけを支持するスキル

③精神的安寧と自尊心を維持するスキル

④問題解決を豊かにし、自己指南を促進するスキル

⑤社会変化を促進するスキル

エンパワメント・アプローチは、理論的体系化が図られている途上にあ

り、今後もさらに理論と実践の両面で発展していくことが期待されるアプローチである。

9.その他のアプローチ

A.解決志向アプローチ

　エリクソンのブリーフセラピーを学んだシェイザーとバーグがそれを発展させ、**解決志向ブリーフセラピー**を考案した。そのセラピーの技法が教育や福祉分野におけるソーシャルワークにも活用されるようになり、**解決志向アプローチ**と呼ばれるようになった。

　このアプローチの発想は、シェイザーとバーグが遭遇した解決困難なある家族のケースがきっかけになったといわれている。相談に訪れたその家族はばらばらで、お互いの話に割り込みながら27にも及ぶ問題を挙げた。家族の意見はまったく一致せず、どれ1つとして解決の糸口が見つかりそうになかった。そこでシェイザーたちは、「次回までに、家庭の中で起きたことのうち、また起こって欲しいと思える出来事に注目するように」という指示を出した。その2週間後に再び面接を行ったところ、その家族は「問題はすべて解決しました。私たちはとても仲よくやっています」と答えたという[18]。

[1] 解決構築と基本姿勢

　前述のような経験からシェイザーとバーグは、問題と解決は関係ない、問題の原因を追及するよりも、解決のイメージをクライエントが作り上げていく「解決構築」こそが重要であるという考えにいたった。

　このアプローチでは、クライエントこそが問題解決のエキスパートであり、ワーカーは「**無知の姿勢**」を基本的態度とし、クライエントがもっている「解決のイメージ」や「解決のリソース（能力、強さ、可能性等）」を教えてもらうという「**ワン・ダウンの姿勢**」を維持する。

[2] 特徴的な質問技法

　面接では独自の質問技法が用いられるが、いずれもクライエントが問題そのものから解決イメージへと焦点を移すことを促すことにつながる。そ

エリクソン
Erickson, Milton H.
1901〜1980

シェイザー
Shazer, Steve De
1940〜2005

バーグ
Berg, Insoo Kim
1934〜2007

解決志向ブリーフセラピー
solution focused brief therapy

無知の姿勢
not knowing position

ワン・ダウンの姿勢
one down position

の例として、クライエントの解決イメージを促進させる「ミラクル・クエスチョン」、現在の状況や解決の見通しを 0 から 10 までの数字で評価してもらう「スケーリング・クエスチョン」、問題が解決した後の生活を想像してもらい、過去・現在から将来へと視点を向けさせる「サポーズ・クエスチョン」、困難な問題を抱えながらもどうにか切り抜けてきた過去の状況を振り返り自信を与える「コーピング・クエスチョン」などがある。

B. ナラティブアプローチ

社会構成主義
social constructionism
社会構築主義ともいう。

ナラティブアプローチは**社会構成主義**を理論的基盤とする。社会構成主義は、伝統的な科学主義や実証主義を批判し、「現実は社会によって構成された産物」であり、人びとは言語によってそれを共有しているという認識論に立っている。

フーコー
Foucault, Michel
1926～1984

フーコーの思想を家族療法に取り入れた**ホワイト**と**エプストン**は、クライエントが人生を否定的に捉え、変えられないものと信じ込んでいる「ドミナント・ストーリー」に注目した。そして、ワーカーとの対話を通してクライエントにそれを気づかせ、解体し、それに代わる物語として肯定的な「オルタナティブ・ストーリー」を作り上げ、人生を再構築していくように促していく。

ホワイト
White, Michael
1948～2008

エプストン
Epston, David
1944～

このアプローチにおいてワーカーは指導者や治療者ではなく、クライエントのストーリーの共著者あるいは編集者としての役割を担う。

C. 実存主義アプローチ

実存主義
existentialism

キルケゴール
Kierkegaard, Søren
Aabye
1813～1855

実存主義思想のさきがけといわれる**キルケゴール**は、人間を抽象的・観念的にではなく、個別の具体的な「現実存在（実在）」から捉え直すことの重要性を説いた。その理念は、サルトルの「実存は本質に先立つ」ということばに集約されるように、さまざまな展開を見せる実存主義の共通基盤となっている。そして理性や人間性といった普遍的本質からでは捉えられない、人間の実存に迫る方法として**現象学**の方法論が用いられる。

現象学
phenomenology

ブラッドフォード
Bradford, K. A.

ワイス
Weiss, D.

こうした実存主義の理念をもとに実践されるソーシャルワークを広く**実存主義アプローチ**と呼ぶが、主に 1960 年代から北米を中心に、**ブラッドフォード**、**ワイス**、**クリル**[19]らによって展開された。

クリル
Krill, Donald F.

ただし、実存主義的実践を基礎づける現象学は、体系的な 1 つの方法ではなく、自身の根拠さえもたえず批判的に捉え直そうとする**方法論**である。したがって、その方法論をとる実存主義アプローチは、体系的な援助理論

方法論
methodology

の構築にとどまらず、さまざまなアプローチにおけるクライエントとワーカーとの対人関係の考察に深く貢献することが期待される。

注）

(1) Hamilton, G. "The Underlying Philosophy of Social Casework", *Family*, 18. 1937.

(2) ホリス，F. 著／本出祐之・黒川昭登・森野郁子訳『ケースワーク─心理社会療法』岩崎学術出版社，1966，p.7，pp.101 166.

(3) ロバーツ，W. R.・ニー，R. H. 編／久保紘章訳『ソーシャル・ケースワークの理論─７つのアプローチとその比較 I 』川島書店，1985，p.34，pp.75-129.

(4) Perlman, H., *Social Casework: A Problem-solving Process*, Chicago & London: The University of Chicago Press, 1957.

(5) Reid, W. J. & Epstein, L., *Task-centered System*, Columbia University Press, 1972.

(6) 芝野松次郎「課題中心ケースワーク」武田建・荒川義子編『臨床ケースワーク』川島書店，1986，pp.73-94.

(7) 芝野松次郎「課題中心ソーシャルワーク」久保紘章・副田あけみ編『ソーシャルワークの実践モデル─心理社会的アプローチからナラティブまで』川島書店，2005，pp.93-115.

(8) Epstein, L., "Brief task-centered practice", in Encyclopedia of Social Work, NASW, 1955, pp.315-316.

(9) 南彩子「ケースワークの理論（II）第１節─危機介入」久保紘章・高橋重宏・佐藤豊道編『ケースワーク─社会福祉援助技術各論 I 』川島書店，1998，pp.101-106.

(10) 津田耕一「行動療法とソーシャルワーク」久保紘章・副田あけみ編『ソーシャルワークの実践モデル─心理社会的アプローチからナラティブまで』川島書店，2005，pp.73-92.

(11) Solomon, B. B., *Black Empowerment: Social Work in Oppressed Communities*, Columbia University Press, 1976.

(12) Lee, J., *The Empowerment Approach to Social Work Practice*, Columbia University Press, 1994, pp.29-36.

(13) 久保美紀「エンパワーメント」加茂陽編『ソーシャルワーク理論を学ぶ人のために』世界思想社，2000，pp.107-135.

(14) 和木純子「エンパワーメント・アプローチ」久保紘章・副田あけみ編『ソーシャルワークの実践モデル─心理社会的アプローチからナラティブまで』川島書店，2005，p.212，p.214.

(15) Gutiérrez, L., Cox, E. O. & Parsons, R. J., *Empowerment in Social Work Practice: A Sourcebook*, Brooks/Cole Publishing Company, 1998，p.8（グティエーレス，L. M.，コックス，E. O.，パーソンズ，R. J. 著／小松源助監訳『ソーシャルワーク実践におけるエンパワーメント─その理論と実際の論考集』相川書房，2000）.

(16) Cox, E. O. & Parsons, R. J., *Empowerment-oriented Social Work Practice with the Elderly*, Brooks/Cole Publishing Company, 1994，p.39.

(17) Gutiérrez, L., Working with Women of Color: An Empowerment Perspective. *Social Work*, 35（2），1990，pp.150-152.

(18) ディヤング，P. D.，バーグ，I. K. 著／玉真慎子・住谷祐子・桐田弘江訳『解決のための面接技法─ソリューション・フォーカスト・アプローチの手引き　第２版』金剛出版，2004，p.30.

(19) クリル，D.「第11章　実存主義」，ターナー，F. J. 編，米本秀仁監訳『ソーシャルワーク・トリートメント─相互連結理論アプローチ　上』中央法規出版，1999.

引用参考文献

● 相場幸子・龍島秀広編『みんな元気になる対人援助のための面接法　解決志向アプローチへの招待』金剛出版，2006.
● アギュララ，D. C. 著／小松源助・荒川義子訳『危機介入の理論と実際—医療・看護・福祉のために』川島書店，1997.
● 加茂陽編『ソーシャルワーク理論を学ぶ人のために』世界思想社，2000.
● 久保紘章・副田あけみ編『ソーシャルワークの実践モデル—心理社会的アプローチからナラティブまで』川島書店，2005.
● 久保紘章・高橋重宏・佐藤豊道編『ケースワーク—社会福祉援助技術各論 I』川島書店，1998.
● 小島操子『看護における危機理論・危機介入（改訂 2 版）—フィンク／コーン／アギュレラ／ムース／家族の危機モデルから学ぶ』金芳堂，2008.
● 武田建・荒川義子編『臨床ケースワーク』川島書店，1986.
● 三原博光『行動変容アプローチによる問題解決実践事例』学苑社，2006.
● 柳澤孝主編『臨床に必要な社会福祉援助技術—社会福祉援助技術論』弘文堂，2006.
● 山勢博彰『救急患者と家族のための心のケア—精神的援助の実際』メディカ出版，2005.
● ワトソン，ジョン B. 著／安田一郎訳『行動主義の心理学』河出書房，1968.

理解を深めるための参考文献

● 川村隆彦『ソーシャルワーカーの力量を高める理論・アプローチ』中央法規出版，2011.
　ソーシャルワークの理論・アプローチを、豊富なイラストや概念図を用いて入門者にもわかりやすく紹介している。
● 柳澤孝主編『臨床に必要な人間関係学』弘文堂，2007.
　「関係性」を重視する「人間関係学」の方法論から、福祉臨床へのアプローチを試みた一冊。

⓪ コラム 実存主義アプローチ

　日本人はとかく「批判」を避けたがる傾向にあるようだ。時として批判は道徳的に慎むべきこと、あるいは許されないこととして扱われることさえある。しかしそれらの主張の多くは、批判と否定との混同に由来しているようである。否定はその人の見解や生き方、場合によっては存在そのものを認めないことであるが、批判は本来その人の存在を認め、できる限りを受け入れようとすることが前提となるのである。自分と相手とのつながりや共通点にだけ目を向け、違いや相違点には目をつぶるというのでは、相手のすべてを理解し、受け入れることを最初からあきらめているに等しい。

　実存主義哲学者ヤスパースは、「実存的交わり」を「愛しながらの闘争」と表現したが、他者と真剣に向き合い、心の底から理解し合うことを望むなら、決して相手との違いや相違点を無視することはできない。そこにこそ、「批判」の建設的な意味があり、正しく批判し、また正しく批判を受け入れる能力を身につけることが、社会の一員として求められるのである。

　エンパワメント・アプローチをはじめとするソーシャルワークの論考の中で、しばしばクライエントの社会的成長や自立を促す意味で、批判精神の養成や批判的視点の獲得の重要性が指摘される。それは決して、他人を否定してでも生き残っていこうとする強い精神力の育成といった類のものではないことは言うまでもなかろう。

ヤスパース
Jaspers, Karl Theodor
1883～1969

第5章 ソーシャルワークの過程

　ソーシャルワーカーによるクライエントへの支援は、場当たり的に行われるものではなく、時間の流れに沿って一定の手順と方法をもって提供される。この手順と方法を「過程」と呼ぶ。ソーシャルワークには、実務の過程とクライエントとの関係過程とが存在するが、本章では主として実務の過程に焦点を当て、専門職による支援のあり方を検討する。

1

　ソーシャルワークの実践は、「過程」という時間的な流れの中で行われるものである。ソーシャルワークに不可欠な要素である過程について、その意味を探る。

2

　クライエントとソーシャルワーカーとの出会いの場面（ケースの発見）における「アウトリーチ」や「スクリーニング」の技法を理解し、潜在的ニーズをサービスに結びつけることの重要性を知る。

3

　ソーシャルワークの開始期における「インテーク」「アセスメント」「プランニング」の目的や方法、留意点などについて理解を深める。

4

　ソーシャルワークの展開期における「支援の実施」「モニタリング」の目的や方法、留意点などについて理解を深める。

5

　ソーシャルワークの終結期における「支援の終結」「事後評価」「アフターケア」の目的や方法、留意点などについて理解を深める。

1. 過程とは

　今日のソーシャルワーク実践は、専門的な知識や技術、価値をもって、何らかの問題を抱えた個人・集団・地域社会などを対象に展開する「専門的な活動」と理解されている。言い換えれば、専門的な知識や技術、あるいはそれらを支える価値というものが、専門的な支援の要素となっているということである。しかし、専門的な支援の要素はそれらに限定されるものではない。その他にも、支援者としての役割をソーシャルワーカー自身がしっかりと自覚することが必要となる。ソーシャルワーカーは、①**相談援助者**、②**支援者・弁護者**、③**管理者・保護者**、④**仲介者・調停者**、⑤**ネットワーカー**、⑥**ケースマネジャー**、⑦**エデュケーター**、などの役割を担うものである[1]。それらの役割をソーシャルワーカーが自覚し、当該ケースにおいて適切な機能を果たしていかなければならない。さらにソーシャルワーカーは、もう1つの重要な要素を確認しておく必要がある。それは支援活動における「**過程**」であり、その過程をソーシャルワーカー自身がどのように捉えているかという点である。

過程
process

　過程とは、物事が変化し進行して、ある結果に到達するまでの道筋をいう。つまり、「**時間的経過**」である。この時間的経過は、決しておろそかにできない重要な意味を持つ。たとえば、家を建てる際の作業過程を考えてみよう。まず建物の配置と基準となる高さを確認しなければならない。建物の配置図を確認しながら要所に杭を打ち込み、そのポイントを縄で結んで建物の外郭をつくっていくのである。次に地盤調査が行われ、丈夫な地盤がつくられていく。そして、基礎工事、上棟、屋根工事、内・外装工事、竣工といった流れを辿るのである。丈夫で長持ちする家を建てるためには、綿密な調査に基づいてつくられる強固な土台が必要であり、その土台をベースに精密な設計プランが活かされるというものであろう。

　さて、支援活動はどうであろうか。ケースワークやグループワーク、あるいはコミュニティワークなど、どれを取り上げても基礎づくりを手始めに支援計画を実行するという手順は共通している。通常の支援活動では、まず支援の対象者に関する情報を収集し、それを整理し問題を浮き彫りにする必要があろう。これが支援活動の土台となる。そしてその土台の上に、明確にされた問題を解決するための具体的な目標や計画が立てられる。次いで、定められた計画通りに支援が実行され、支援活動の振り返り作業を

経て、終結に至るのである。

　社会福祉の実践は、ある意味において、結果ではなく過程を重視すると
いわれる。それは支援対象が人間であることと深くかかわりがあり、支援
関係を通してソーシャルワーカーもクライエントも成長しうるという実践
の価値に関連している。より具体的にいえば、「支援実践は、どのような
手続きを経て、その結果何が得られたのかを重視する。民主的プロセスの
手続きを踏むこと自体が大切で、結果は二義的ともいえる。**民主主義や平
等、個人の尊重、変化の可能性**といった人間や人間社会に対する深い敬愛
と理解を前提にしているからこそ、結果のみを追い求めるのではなく、ど
のような手続きを経てどのように変化したのかを重視する」[2]ということ
である。支援過程において必要とされる「**契約**」「**同意**」「**参加**」などにつ
いても同様のことがいえる。それらは個の尊重という価値に裏づけられた
支援の手続きである。人間は意思を備えた個的存在として尊重されなけれ
ばならず、支援の実践においてはその理念に裏づけられた、支援展開の手
続きが必要となるのである。支援の過程は、「機械的に区切られた時間の
分割ではなく、問題の性質や支援方法、理念や価値、知識といった諸要素
を含むところの支援の流れや手続きを指しているのである」[2]。ここに過
程を重んじる理由が存在するといってよい。

2. ケースの発見

A. ケースの発見とアウトリーチ

　私たちは、その生活の中で、さまざまな困難に直面する。何らかの問題
を抱えたときに私たちは、経験や能力を活用し可能な限り自分の力で解決
しようとするものである。しかし、それが難しいと判断すると、身近な人
びとに助けを求め解決を図ろうとする。それでもなお問題の解決が困難で
あった場合、相談機関などの社会資源に支援を求めるものであろう。ソー
シャルワーカーは、まずこの点に注意を払う必要がある。

　さて、支援関係はクライエントとソーシャルワーカーとの出会いから始
まる。これまで各種相談機関のソーシャルワーカーは、問題を抱えた者か
らの申請を待つケースが多くあった。しかし、それでは支援を受けること
に消極的な者や拒否的な感情を抱く者のニーズを発見することは困難であ

潜在的ニーズ
社会的な判断ではニーズ
の存在が確認されている
が、クライエントにニー
ズの存在が自覚されてい
ない状態。

アウトリーチ
out reach

アドボカシー
advocacy
クライエントの利益を守
るために、本人の立場に
立って、本人に代わって
主張すること。権利擁
護。

スクリーニング
screening

る。加えて、**潜在的ニーズ**を掘り起こすことなど不可能である。そのような本人が自覚しつつも表明されないニーズ、あるいは本人の自覚はないが客観的にみて解決が必要とされるニーズなどを表面化させていくことも大切な活動である。そこで有効な技法として「**アウトリーチ**」がある。アウトリーチとは、接触困難な者に対し、ソーシャルワーカーの責任において行われる積極的な介入をいう。つまり、本人の抱える問題を意識化させ、その問題を解決・緩和していくための方法や具体的なサービスを知らせるということである。たとえば、配偶者から暴力を受けている女性がいる。彼女は日々、苦しみや悲しみを耐え忍び生きている。しかし周囲に相談することはない。相談機関に出向くことなど考えられない。この場合、彼女がニーズを自覚していようがいまいが、何らかの支援が必要なことは明白であろう。仮に彼女がニーズを自覚していたとしても、そのような問題を自ら進んで相談機関に持ち込むことには、かなりの勇気と相応の決意が必要となる。つまり、支援を必要とする者が公的機関をはじめ第三者に相談するということは、大きな不安を抱えながら幾重にも存在するハードルを乗り越えなければならず、生活に支障が生じれば即座に申請するといった単純な図式は成り立たないのである。ニーズの発見や把握には、**地域社会の連帯とアドボカシーの機能**を備えたソーシャルワーカーの積極的な姿勢が必要であることを理解できよう。

B. ケースの発見とスクリーニング

　クライエントとソーシャルワーカーとの出会いにおいて、クライエントがどのような問題を抱え、どのような環境に置かれているのかを確認し、その困難さや複雑さから当該機関での支援が適切か否かを判断することも重要である。そうすることで、最良の支援を実現しクライエントの利益を確保するのである。これを「**スクリーニング**」という。スクリーニングとは、「ふるい分け」「仕分け」「選別」などの意味を持つものであり、クライエントの属性や主訴などの聞き取りで明らかになった情報を整理・分類し、適切なサービスに結びつける取組みをいうのである。

　本人が問題に気づき相談機関に出向く場合や、第三者によって相談機関に持ち込まれる場合、あるいはソーシャルワーカーが積極的な介入を行う場合など、クライエントとソーシャルワーカーの出会いの場面、ケースが発見される場面はさまざまである。支援は始まりがどのようなかたちであるにせよ、その場の思いつきではなく、時間的な流れや問題解決の状況を考慮しながら、科学的な手法をもって展開されなければならない。支援の

過程は、その対象や方法によって多少異なることが考えられるが、おおむね、①問題発見の局面、②情報収集の局面、③情報分析の局面、④支援計画立案の局面、⑤支援計画実行の局面、⑥評価の局面、⑦終結の局面、から捉えることができる。以下、ソーシャルワークの過程を確認しよう。

3. インテーク

A. インテークの目的と方法

ソーシャルワークの過程において、最初のプロセスを**インテーク**という。インテークは「**受理面接**」と呼ばれるが、単なる事務的な相談の受付ではなく、クライエントの不安や緊張の緩和、クライエントの問題確認、支援機関の説明などを行う初期の面接を指し、その目的は「**問題の把握**」と「**支援関係の形成**」とに大別される。

問題の把握にあっては、問題の概要を理解し、その問題の解決に当該機関が対応可能かどうかを判断するわけであるが、この段階でのクライエントは、問題の所在や問題の解決に活用されるサービス（**社会資源**）などについて理解が進んでいない。つまり、問題を抱えていることは事実であるが、何をどうすればよいのかわからず混乱している状態であるといえる。そのようなクライエントに対してソーシャルワーカーは、クライエント自らが問題について語ることのできる機会や雰囲気を創造することに努めなければならない。そのためソーシャルワーカーには、クライエントの言葉に積極的に耳を傾ける姿勢（**傾聴**）や**受容的な態度**が求められる。そのようなソーシャルワーカーの姿勢や態度が、結果的に**信頼関係**（ラポール）の形成へとつながり、徐々にクライエントは問題を語り始めるのである。

また支援関係の形成にあっては、当該機関が提供できるサービスの説明を行い、目標や支援の進め方などを示し、クライエントとの合意を得ることが重要となる。その際には、クライエント自らがサービスの提供を受けながら、問題の解決に主体的に取り組むことを明確にしておくべきである。なぜなら、ソーシャルワーカー主体の取組みでは、一時的にクライエントの利益を生み出すことはあっても、将来的にクライエントの生活力を強めることにはならないからである。言い換えれば、クライエントの他者依存を高め、彼らの持つ潜在的能力を発揮できない状況に追いやってしまうと

インテーク
intake
受理面接。

社会資源
social resource

傾聴
active listening

ラポール
rapport

いうことである。支援関係において、ソーシャルワーカーにはクライエントとの間に対等な立場で支えあう、**民主的な関係**を形成する技術が必要とされるのである。

　インテークの最終段階は「**契約**」であり、このプロセスを経ることによって支援関係が結ばれ、クライエントは「申請者」から「サービス利用者」へと、その役割を移行していく。契約は、「誰」と「何」を「なぜ」、「どのような方法」で、「いかにしていくか」を明確にするものであり、クライエントへの支援（の過程）を**個別化**するといった重要な役割を担っている。契約時の確認事項としては、①**支援のゴール**、②**支援の方法**、③**クライエントの役割**、④**ソーシャルワーカーの役割**、⑤**サービスの条件**、などが挙げられ、それらについてクライエントとソーシャルワーカーとの**共通理解**が得られる場合に契約が成立する。しかし、クライエントの意思が確認されなかったり、合意が得られなかったりする場合もあり、その際はできる限りの助言を提供し、速やかに他機関や他施設への紹介や送致が行われる

（**リファーラル**）。インテークは1回から数回にかけて行われるが、受理を目的にした過程であるため、できる限り早期に終えることが望まれる。

B. インテークにおける留意点

　クライエントは大きな不安と緊張を抱えてやってくる。そのためソーシャルワーカーは、クライエントが話しやすい環境を整えることに心を砕かなければならない。相談機関にはハード面において多くの制約が存在するが、たとえば机の配置を変えたり、室内に観葉植物などを飾ったりすることによって、ある程度の改善は図られるであろう。

　また、ソーシャルワーカー自身の服装にも気を配る必要がある。服装だけではない。化粧やアクセサリー、香水などについても注意すべきである。ソーシャルワーカーの与える第一印象は、思いのほかクライエントの意識に影響を及ぼすものである。ソーシャルワーカー自身の発する言葉にも注意したい。福祉サービスへの理解が進んでいないクライエントに対しては、難解な言葉の使用は避けるべきである。たとえば、専門用語や略語、外来語などがそれに該当する。そのような言葉は、クライエントに不安を募らせることになりかねない。インテークでは、特にクライエントへの配慮に留意する必要がある。

　契約段階においては、支援を受けるか否か、あるいはどのサービスを選

択するかなどの判断は、本質的にクライエントにある（**自己決定**）。この判断を可能とするためには、サービス情報がクライエントに開示されるこ

とが必要であり、その情報には必ず**説明責任（アカウンタビリティ）**が伴うことを忘れてはならない。そのような適切な説明義務が果たされてこそ、クライエントのサービスに対する正確な理解や的確な選択・決定が実現するのである。特にこの説明−同意（知る権利、選択の自己決定権）のソーシャルワーカー−クライエント関係における合意形成の過程を「**インフォームド・コンセント**」といい、「**説明に基づく同意**」「**知らされた上での同意**」などと訳されている。

　前述のように、契約はクライエントの権利と深く関連するものであるが、近年では**リスクマネジメント**の観点からも検討されるようになってきている。リスクマネジメントとは、リスク（危機・危険）が起こる可能性、その可能性を生む要因や背景、また万が一リスクが生じた場合の対応などを観察・監視することをいう。契約の内容を超えたサービスを提供することは、それがソーシャルワーカーの善意から生まれた行為であっても、場合によっては刑事責任や民事責任が問われることにもつながりかねない。特にソーシャルワークにおける契約では、何よりも**信頼関係**を構築することがリスクを回避する基本になると考えられる。

4. アセスメント

A. アセスメントの目的と方法

　アセスメントとは、クライエントの抱える問題の解決やニーズの充足のために、どのような方法を用いて支援していくことが最適なのかを考えるための**情報収集・分析・整理**のプロセスである。つまり、クライエントや家族、友人、地域社会などに関するさまざまな情報を収集し、問題の所在や背景、クライエントの持つ長所や強さなどを評価することで、クライエントの置かれている**状況の全体像**を理解するのである。

　情報の収集・確認にあっては、クライエントの抱える問題の性質によって異なることも考えられるが、おおむね以下のような視点が挙げられる[3]。

［1］問題の特徴

（1）クライエントは誰か、クライエントの主訴は何か

　クライエント自身が何を問題だと捉えているのかといった「**主訴**」を、

アカウンタビリティ
accountability

インフォームド・コンセント
informed consent

リスクマネジメント
risk management

アセスメント
assessment
事前評価。

ソーシャルワーカーが理解することは重要である。ここで注意すべき点は、クライエントの語った問題が必ずしもクライエントの抱えている真の問題であるとは限らないということである。また主訴を理解するにあたって、**クライエントは誰か**を明確にしておかなければならない。特に家族などを対象にした支援では、家族全体を支援の対象として捉えるのか、あるいはその中の1人が対象であって、家族は人的資源として捉えるのかなどを明らかにする必要がある。

（2）問題の詳細

　問題の**開始時期**や**継続期間**、問題の生じる**頻度**、問題の起こる**時**と**場所**について知るということである。これらの情報は、主訴を深めていく中でクライエントから自然に語られる場合が多い。

（3）この問題についてのクライエントの考え、感情、および行動は何か

　クライエントの考えていることと、感情、行動との間にずれが生じることを認識し、クライエントの抱く**真の感情**を理解しなければならない。

（4）この問題はどんな発達段階あるいは人生の転換期に起こっているか

　クライエントの直面している問題が、クライエントにとってどのような意味を持つのかは、多くの要素から影響を受ける。その問題が、クライエントの**発達課題**に照らし合わせ予測可能な範囲のものであったか、あるいは予想外のことであったかを考えることが大切である。クライエントが発達課題に対してどのように向き合っているのかを、たとえば「青年期」「老年期」といった**発達段階**を含めて理解する必要がある。

（5）クライエントの日常生活にとって、この問題がどれほどの障害になっているか

　クライエントの抱える問題が日々の生活においてどのような障害を引き起こしているのかを理解するわけであるが、そのためには単に問題を知るだけではなく、クライエントの**生活様式**やクライエントを取り巻く**ネットワーク**の状況などを含め包括的に判断する必要がある。

［2］問題解決に関する事柄

（1）この問題を解決するために、どのような解決法あるいは計画が考えられたか

　多くのクライエントは相談するまでに、問題を解決しようとさまざまな試みをしている。クライエントの**相談に至る背景**を理解することは、彼らを取り巻く資源の存在や彼らの持つ強さや長所などを知ることに役立つ。

（2）なぜクライエントは支援を受けようと思ったのか。クライエントは支援を進んで受けようとしているか。

　クライエントが自ら進んで支援を受けようとしているのか、あるいは強制的に相談を受けに来ることになったのかは、クライエントの問題解決に対する**動機づけ**を理解するために重要なことである。

(3) 問題が起こるのに関係した人、出来事があるか。もしあればその人、出来事は問題をよくしたか悪くしたか（他のストレッサーの存在）

　クライエントの抱える問題は、クライエントを取り巻く人びと、あるいは人生での出来事とかかわりあっていることが多い。それらの人びとや出来事がクライエントにとってストレスを増す要素となっているのかどうかは、問題解決の方法を考える際に考慮に入れるべき事柄である。

(4) この問題はクライエントのニーズや欲求の何が満たされないために起こっているのか

　クライエントの何が満たされないために問題を抱えるに至っているのかを常に考え、クライエントからその内容を引き出していかなければならない。クライエントの「**ニーズ**」と、ソーシャルワーカーの考える「**クライエントに必要な支援**」を混同しないようアセスメントしていく必要がある。

(5) 誰が、どんなシステムが、この問題に関与しているか

　クライエントは多くの人間や組織など、環境の影響を受けながら生活している。そのような人間や組織といったシステムは、クライエントの問題の解決にプラスに働くものもあれば、マイナスに働くものもある。

(6) このクライエントの持つ技術、長所、強さは何か—クライエントの持つ資源

　ソーシャルワークにおいて重要なことは、「**クライエントは能力を持った存在**」であることを理解し、クライエントの持つ技術、長所、強さなどを見つけ、それらを支援の過程で活かしていくことである。

(7) どのような外部の資源が必要か

　クライエントにとって有益な働きをしている資源、クライエントが必要としながらも満たされていない資源を明確にし、クライエントに欠けている外部の資源が何かを見つけ出すことが必要である。「**問題の明確化**」「使用可能な資源に関する**具体的な情報**」「それらの資源を用いた場合に起こりうる変化」の理解が重要となる。

(8) 学校、医療、健康、精神医療に関するデータ

　クライエントが上記の領域と深くかかわっているときには、それらの領域における詳細なデータが必要となる。

［3］ クライエントの生育歴

（1）成長過程で起きた特記すべき事柄

　クライエントの記憶に強く残っている出来事は、彼らの成長に少なからず影響を与えていると捉えることができる。信頼関係が形成された面接では、自然にクライエントが自らの人生を語るケースが多い。

（2）家族、友人などの親しい人との関係―親しみの度合い。クライエントがこれらの人びとをどのように捉えているか。クライエントがこれらの人びとから受けた影響

　クライエントの**親しい人との関係**を知ることは、前に述べた「誰が、どんなシステムが、この問題に関与しているか」の情報と重なることもあるが、そうでないケースも多い。

（3）クライエントの価値観、人生のゴール、思考のパターン

　クライエントの問題解決を考えていく際には「この解決方法はクライエントの**生き方や大切**にしているものに沿った形であるか」を考慮しなければならない。クライエントの生き方や大切にしているものが反映された支援計画は、クライエントにとって受け入れやすく、かつ実行後の満足度が高まる。

　以上、クライエントに対するアセスメントの視点について概括したが、一方ではソーシャルワーカーが所属する**組織のアセスメント**も必要である。つまり、ソーシャルワーカーに求められているものを的確に判断し、所属組織で提供できるサービスの種類と範囲を考え、支援者としての自らの力量を評価するのである。万が一、専門職としての職責を果たせないと判断された場合には、他職種・他機関に引き継がなければならない。

B. アセスメントにおける留意点

　情報の収集にあっては、**プライバシーの保護**に留意する必要がある。ソーシャルワーカーは、支援を展開するさまざまな局面において、クライエントの個人的な生活や秘密に触れる機会が多く、それらの秘密を守ることによって、クライエントは自らの問題について語ることができるのである。しばしば、プライバシーを総合的に収集することが専門的な視点であるかのように語られることがあるが、そうではない。本来はクライエントによって自発的に提示されたこと（語られたこと）のみが資料とされるべきであって、もし詳細が必要な場合は、クライエントへの説明とクライエントからの同意が不可欠なのである(2)。

情報の収集は、基本的にクライエントとの**面接**を通して行われるものであるが、クライエントの発する**言葉**だけではなく、**声のトーン、表情、反応、心理状態**などを観察することからも可能である。またクライエントのみならず、彼を取り巻く関係者（家族・友人・近隣の人びとなど）からも情報を収集する必要がある。その際、他者から得た情報をそのまま鵜呑みにするのではなく、その情報の確実性や信頼性をソーシャルワーカー自身で確認することが求められる。なお、他者から情報を得る場合にも、事前にクライエントから同意を得ることが原則とされるが、あくまでも主情報源はクライエント本人である。

情報の分析・整理においては支援記録が重要な意味を持つ。支援記録では、記述式のほか「**マッピング技法**」を活用することが有効である。マッピング技法とは、クライエントの抱える問題を解決するために、問題や関係性を視覚的に捉える図表式の記録であり、具体的には、①クライエントとその周りの人びとや社会資源との間に存在する問題状況を平易な形で描き出す「**エコマップ**」（社会関係地図）、②三世代以上の家族にわたってみられる関係性の特徴を図式化する「**ジェノグラム**」（世代関係図）、③家族成員の相互交流における力関係、それを反映したコミュニケーション状況や情緒的交流を図式化し、家族の問題状況を表現する「**ファミリーマップ**」（家族図）などが挙げられる。そのような支援記録を適切に用いることによって、クライエントの固有性を浮き彫りにし、問題の特徴を理解するのである。

エコマップ
ecomap

ジェノグラム
genogram

ファミリーマップ
family map

支援は「アセスメントに始まりアセスメントに終わる」という言葉があるように、アセスメントはソーシャルワークの中核である。アセスメントを通して、いかに質・量ともに適切な情報を得ることができるのか、その点こそが支援の方向性を左右するといってもよい。その意味からも、ソーシャルワーカーには確かな情報収集・分析の能力が求められる。

5. プランニング

A. プランニングの目的と方法

アセスメントの段階では、クライエントに関する情報を収集・分析・整理し、問題の明確化が図られている。**プランニング**とは、アセスメントの

プランニング
planning
支援計画。

結果を踏まえ、支援の具体的な方法を選定し、支援計画を策定するプロセスをいう。

まずは、**支援目標**の設定が行われる。通常、支援目標は「**長期目標**」と「**短期目標**」とに区分され、前者は将来的にどうなりたいかというビジョンを示し、後者は設定されたビジョンを具現化するために一定期間でクリアされるべき項目を表すものである。いうまでもないが、目標の設定にあっては、問題解決の**優先順位**（深刻度・影響度・緊急性・将来性など）や**実現可能性**を念頭に置き考えられなければならない。次に、支援目標の達成に向けての具体的な方法が選定される。すなわち**支援計画**の立案である。立案にあっては、クライエントの力量や問題の質・量、あるいは支援に用いられる**アプローチ**などによって異なるが、クライエントが比較的取り組みやすいものや、早期に解決が期待できるものから順に展開することが原則である。

さて、一言で支援計画と表現しても、そのニーズや問題の性質によって、さまざまである。ここでは介護保険制度における**ケアマネジメント**から、「**介護予防サービス計画**」「**居宅サービス計画**」「**施設サービス計画**」について確認しておこう。介護保険制度は、要介護認定過程と介護支援サービス過程に大別され、通常後者をケアマネジメントと称する(2)。要介護認定過程では、まず①本人や家族によって市町村などに対し**要介護認定**の申請が行われ、それに基づき②認定のための訪問調査（**一次判定**）、③介護認定審査会の開催（**二次判定**）を経て、④要介護度（非該当、要支援1・2、要介護1〜5）が決定される。一方、介護支援サービス過程では、①介護認定審査会において、介護や支援が必要と認められた者からの依頼を受けて、②**居宅介護支援事業所**のケアマネジャー、あるいは**地域包括支援センター**の担当者と、クライエントや家族との話し合いを通して、どのようなサービスを利用するのかを「介護（予防）サービス計画」として作成し、③その計画に沿ってサービスが提供され、④目標や計画の達成についての評価を行う、といった流れを辿るのである。

[1] 介護予防サービス計画

介護予防サービス計画は、地域包括支援センターの担当者がケアマネジメント過程で作成するものであり、居宅要支援者が介護予防のためのサービスを適切に利用できるようにする計画をいう。作成にあっては、心身の状況や置かれている環境、本人や家族の希望などを勘案し、利用する指定介護予防サービス等の種類や内容、担当者などが定められる。

アプローチ
social work approaches
対象へ接近すること、接近方法のこと。ソーシャルワークのアプローチといった場合、クライエント（の抱える問題）への接近方法をいう。

支援計画
本文中では「介護（予防）サービス計画」に触れているが、他に障害者総合支援法における「サービス利用計画」がある。障害福祉サービスの利用では、①サービスの種類、利用時間、内容などを含んだサービス利用計画を作成し、それに基づき②サービス事業者と契約を結ぶ、といった方法がとられる。サービス利用計画は、相談支援事業者に作成を依頼することができる。

居宅介護支援事業所
居宅要介護者が心身の状況に応じた適切な介護サービスを利用できるよう、利用計画（ケアプラン）の作成や介護サービス事業者との連絡・調整などを行う事業所。

地域包括支援センター
介護・医療・保健・福祉などの側面から高齢者の生活を支える拠点としての機関。介護予防ケアマネジメントや総合相談、権利擁護、包括的・継続的ケアマネジメントなどの業務を担う。

［2］居宅サービス計画

　居宅サービス計画は、介護サービス計画の1つである。居宅介護支援事業所のケアマネジャーがケアマネジメント過程で作成するものであり、要介護者の在宅生活を支援するための計画をいう。作成にあっては、心身の状況や置かれている環境、本人や家族の希望などを勘案し、利用する指定居宅サービス等の種類や内容、あるいは担当者などが定められる。

［3］施設サービス計画

　施設サービス計画は、介護サービス計画の1つである。介護保険施設のケアマネジャーがケアマネジメント過程で作成するものであり、要介護者の施設生活を支援するための計画をいう。介護老人福祉施設、介護老人保健施設、介護医療院に入所している要介護者について、施設が提供するサービスの内容や担当者などが定められる。

B. プランニングにおける留意点

　プランニングは、クライエントの権利を基本に据え「**エンパワメント**」を意識しながら行われる。従来の医療や福祉の分野では、支援内容を決定するのは専門職であり、その決定に従って患者やクライエントが協力するといった関係性にあった（**パターナリズム**）。エンパワメントとは、そのような「専門職的権威−クライエント的従順」の関係から脱却し、クライエントが有している力を引き出し、クライエント自身が積極的・主体的に問題の解決に取り組むことができるように働きかけることをいう。**ソロモン**は、エンパワメントを高めていく介入が、多くの場合、少なくとも次の4つのうち1つを持つと示唆している[4]。

①クライエントが自分自身を「問題を変革していく主体」であるとみるよう支援する。

②クライエントが実践者の知識や技術を活用するよう支援する。

③クライエントが実践者を問題解決に努力していくに当たってパートナーであると認めるよう支援する。

④クライエントが「無力化」を変化させられるものと認めるよう支援する。

　また、前述のアセスメントの視点でも触れたが、クライエントの**生活リズムやスタイル**、**人間関係**、あるいは**人生に対する態度や価値**などを勘案することも重要である。つまり、クライエントの**個性**を計画に反映させるということである。その意味において、計画の作成にクライエント（とその家族）の参加は不可欠であり、そうすることで、サービス主導ではない

エンパワメント
empowerment

パターナリズム
paternalism
父権主義、父権的温情主義などと訳される。本人の意思にかかわりなく、本人の利益のために、本人に代わって意思決定をすること。専門職的権威による配慮とクライエントによる従順で依存的な関係。

ソロモン
Solomon, Barbara Bryant
1934〜
エンパワメントをソーシャルワークの分野に取り入れた人物とされる。

79

クライエント本位の計画が策定されるのである。クライエント本位とは、単にクライエントの意向（要求や欲求）そのままにプランニングすること（いわゆるクライエント任せ）ではなく、的確なアカウンタビリティ（説明責任）を通して、最もニーズ解決にふさわしい選択と決定（サービスの費用対効果も含む）を支えることも意味しているのである[2]。

さらにいえば、ソーシャルワークという専門的な支援活動において、どのような考え方や方法を用いるのかなどについても考える必要があろう。クライエントが抱える問題を的確に捉え、具体的な方法を用いて解決していくためには、さまざまな実践モデルやアプローチ、あるいはパースペクティブに精通していることが求められる。それぞれのモデルやアプローチのすぐれた点や残された課題などを吟味しながら、クライエントの抱える問題の解決に適した実践理論をベースに（ときに組み合わせながら）プランニングすることが望まれるのである。

その他、前述の「クライエント主体」の実現を念頭に、①クライエントを取り巻く者の立場を考慮する、②インフォーマルな支援の有無を確認する、③サービスを提供するすべての機関との連絡調整・情報交換を綿密に行う、④サービスを提供する際の責任の所在を明らかにする、などに留意する必要がある。

6. 支援の実施

A. 支援の実施の目的と方法

立案された支援計画をクライエントとともに実行に移すプロセスを、インターベンションという。この段階において、ソーシャルワーカーは2つの働きかけを行う。1つは、クライエントのパーソナリティに直接働きかけることにより問題の解決を図るものである。たとえば、面接を通して行われる心理的な支援などがこれに該当する。もう1つは、クライエントを取り巻く環境に働きかけるとともに、有効な社会資源を活用するといった間接的な方法である。このような直接的な支援と間接的な支援は、それぞれが単独で行われることは少なく、両者を効果的に組み合わせて展開されるのである。

［1］直接的な働きかけ（面接）

(1) 面接の目的

クライエントへの直接的な働きかけは**面接**を通して行われる。面接は目的を持った話し合いである。つまり、クライエントの抱える問題の解決やニーズの充足をねらいとした限定的な話し合いである。その視点から考えれば、面接の目的は、①クライエントとの**関係を形成する**こと、②クライエントを**理解する**こと、③クライエントを**支援する**こと、となる。

(2) 面接の場所

面接の場所は大きく２つに分けられる。１つはいわゆる面接室で行われるものであり、もう１つはクライエントの日常生活が営まれる場所において行われるものである（**生活場面面接**）。前者は面接環境が整えられているため、コミュニケーションへの集中が容易にできるというメリットを持つが、クライエントが緊張状態に陥りやすく、自身の思いや願い、あるいは考えなどをうまく表現できないというデメリットが考えられる。後者はどうだろうか。面接室とは異なり、クライエントの日常の中で行われるため必要以上の緊張を感じることなく、率直な訴えなどを聴くことができる。しかし、周囲にクライエント以外の人がいる場合があるため、落ち着いた雰囲気を確保することが難しく、また周囲に相談内容が知られる危険性を孕んでいる。いずれの面接であっても、クライエントへの十分な配慮を必要とする。

(3) 面接（コミュニケーション）の技法

まず**コミュニケーション**には、**言語**、**準言語**（音の強弱・長短・抑揚、発話の速さなど）、**非言語**（表情、動作、姿勢など）の３つのレベルがあることを理解しなければならない。私たちは日常のコミュニケーション場面において、これらの３つのレベルを適切に用いながらメッセージを伝え、また受け取っている。ただし、それぞれのレベルで異なるメッセージが発せられることも考えられるため、その点には十分な注意を払う必要がある。つまり、言葉では肯定的なことを述べていても、その言い方や表情からは否定的な思いが伝わる場合なども考えられるということである。ソーシャルワーカーは、クライエントの発するメッセージを的確に理解するためにも、自身の発するメッセージを的確に伝えるためにも、観察法を含めたトータルコミュニケーションについて理解を深めなければならない。

また、これも非言語による意思表示の１つであるが、**沈黙**も大切なコミュニケーションである。ときに沈黙が敵意の表現であったり、抵抗の表現であったりと、支援関係において障害になることもあるが、沈黙に付き合うことが、ある種の**傾聴**、**共感**、**受容**となり、「**ともにいる**」という温か

みを持ったメッセージへと変化することも考えられる。さらにいえば、たとえ敵意や抵抗の表現としての沈黙であっても、それは意味を持ったメッセージであることを忘れてはならない。以上を踏まえ、いくつかの面接技法について触れておこう。

①傾聴の技法

　クライエントの発するメッセージに対して、積極的に耳を傾ける姿勢を**傾聴**という。傾聴は面接における最も基本的な技法であり、ソーシャルワーカーがクライエントに関心を持っていることを示したり、クライエントが話したいことを表現できる機会を提供したりすることが目的となる。傾聴はクライエントを「**大切な人**」としてかかわることであり、それによりクライエントは自らが抱える問題について語ることができるのである。

②共感の技法

　クライエントの立場に近づき、クライエントの感じている事柄について理解を深めることを**共感**という。共感は思考のレベルではなく、ソーシャルワーカー自身の感情において理解しようとする技法である。感情レベルの理解を思考レベルに言語化した**共感的理解**は、クライエントに落ち着きや情緒的安定をもたらし、支援の動機づけを強化することにつながる。

③質問の技法

　クライエント（の抱える問題）を的確に理解するためには、**質問**の仕方に留意する必要がある。なぜなら質問を効果的に行うことで、話の内容を深め、問題を明確化することができるからである。質問はその応答の仕方によって「**開かれた質問**」と「**閉じられた質問**」とに分けられる。前者はクライエントが答える内容を限定せず、自由に述べられるような問いかけであり、クライエント（の抱える問題）を理解するために有効な技法である。後者は特定の内容に限定した問いかけであり、事実や情報の確認のために用いられる技法である。これら2つの質問の方法を効果的に用いることによって、クライエント（の抱える問題）への理解を深めていくのである。

④反映の技法

　クライエントの話す事柄や感情を、ソーシャルワーカーがクライエントに返していく技法を**反映**という。クライエントの発する言葉に対しては、事実だけではなく、感情にも焦点を当て応答しなければならない。そうすることで、クライエントが自らの感情に気づき、理解することにつながる。また、クライエントがソーシャルワーカーに理解されていると感じることによって、**信頼関係（ラポール）**が形成されていくのである。

（4）面接（ソーシャルワーク）の技能

　それでは、専門的な支援としての面接を行うためにはどのような技能が必要であろうか。奥田はソーシャルワークの技能の内容構成を、**基本的技能**と**専門技能**とに分類し、それぞれを次のように整理・検討している[5]。

①基本的技能

（a）概念を把握し、活用に結びつけるための技能

●認知技能

　「状況の中の人」についての考察、「人と状況の相互作用」についての理解の促進、そして支援活動での実践のために用いられる知識の識別にかかわる技能。

●統合技能

　技能全体を包括的に把握し、理論や対象の特性に応じて、総括的で、柔軟な対応ができるよう統合化し、諸技能を組み立て、技法に導く技能。

（b）対人関係にかかわる技能

●関係技能

　ソーシャルワーカー自身の対人関係能力を高め、自己覚知に努め、専門職者としてクライエントにかかわり支援するための技能。

●コミュニケーション技能

　傾聴、説明、質問などを通して、相互の意思の疎通をはかり、適切なサービスのための情報の交換を行い、円滑な支援活動をしやすい良好な環境を築くために必要な技能。

●観察技能

　個人あるいは集団での人間関係、社会生活の場、そして相互作用などに関して客観的に把握するための技能。

（c）専門職従事者としての自己形成のための技能

●専門的自己開発技能

　専門職として考慮すべき価値や倫理について的確な認識を持ち、より高度な技術の習得を心がけ、知識をたえず吸収しようとする姿勢を維持し、支援者としての意識を堅持していくために必要な技能。

●共感技能

　クライエントの情緒的体験に敏感な、感受性の取得・強化にかかわる技能。

②専門技能

（a）専門的介入活動を行うために必要な技能

●面接技能

　被支援者と対面し、カウンセリングなどの技法を活用しての会話などを

基本的技能
対人支援の専門職としての存在にかかわる技能。

専門技能
ソーシャルワークの支援機能を具現化して支援活動を行うために必要な技能。

通じて良好な関係を結び、クライエントへの心理的支持を行い、必要な情報を収集し、的確かつ効果的な支援を行っていくための技能。

●契約技能

機関の機能や方針を踏まえて、支援開始のために目標や目的、被支援者と機関や支援者双方の役割、そして被支援者の支援への姿勢などを明確にするための技能。

●情報収集技能

被支援者との良好な関係を通じて支援に必要な情報を収集し、資料として集積し、支援の効率化に有用な技能。

●相互作用技能

クライエント−ソーシャルワーカー関係の樹立、そして計画策定やそのための運動における協働において活用される技能。

●問題解決技能

クライエントの有する問題の構造化や明確化を行い、その解決のために効果的に支援できるよう、問題解決の過程を設定し、体系的に取り組むための技能。

●支援システム操作技能

支援活動に必要なサービスにかかわる組織・機構、制度、人的資源などを効果的に編成し、組織的に運用して、効率よくサービス機能を活用するための技能。

（b）専門的介入活動や支援活動における評価および効果を高めるための技能

●事前評価技能

面接などを通じて収集された情報を、有効性の高い支援、効率のよい支援のために活用し、またクライエントのニーズや問題を機関の機能に照らして検討し、そして事後評価の参考となるような測定を行うための技能。

●事後評価機能

専門職業としての責任において、支援効果の測定、サービス計画の評価は不可欠であり、それらを実施していくために必要な技能。

●調査技能

支援に必要な資源や制度を充実させるために、そして支援に要する財源の確保のために、また支援に有用な情報を入手し、サービス活動に関する知識を充実させるために行われる調査に必要な技能。

●その他

例：人材開発・組織化技能、支援計画開発技能、支援活動のための財源取得の技能など。

［2］ 間接的な働きかけと関連する専門技術

(1) 社会資源の活用と開発

　社会資源とは、生活上のニーズを充たすために必要とされる制度、政策、機関、施設、人材など、すべてのものを指す。それらは、行政機関や社会福祉法人、医療法人などのようにサービス提供の権限と責任が公的に認められているもの（**フォーマルな社会資源**）と、家族や友人、近隣住民などのような利害関係抜きの親密な関係を基盤にするもの（**インフォーマルな社会資源**）とに区分される。前者は画一的・硬直的で手続きに時間がかかるが、一定の基準を満たす専門的なサービスが確保できるという特徴を持ち、後者は専門性に欠けるが、柔軟な対応が可能であるという特徴を持つ。したがって、これらの社会資源を**相互補完的**に活用していくことが肝要となる。そのためにもソーシャルワーカーは、それぞれの社会資源の**役割**と**限界**を理解していなければならない。

　また、ソーシャルワーカーには社会資源を**改善・開発**する役割も期待される。その役割を遂行するためには、日頃の支援における社会資源の整理や評価などを適切に行い、関係機関に改善や開発を提案することによって、施策につなげるような仕組みを構築する必要がある。ソーシャルワーカーは、より適切な支援を展開するために、またソーシャルワークの目的の1つでもある**社会改良**のためにも社会資源の開発に努めなければならない。

社会改良
social reform

(2) ケアマネジメント（ケースマネジメント）

　ソーシャルワーカーは何らかのニーズを抱えるクライエントと、ニーズ解決に適した社会資源とを結びつける役割を担っている。その役割を遂行するには**ケアマネジメント**が有効となる。ケアマネジメントはクライエントの必要とするケアを**調整**する機能を持ち、クライエントにとって最適なサービスを**迅速**に、かつ**効果的**に提供するための技法である。つまり、クライエントと社会資源との間を**コーディネート**するのである。社会資源に関して理解が進んでいないクライエントに対し、適切な時期に適切な形態で、必要なサービスを受けることを可能にするこの技法は、ソーシャルワークとは区別されるが、重要なアプローチの1つであるといってよい。ソーシャルワーカーには**ケアマネジャー（ケースマネジャー）**としての役割も期待されている。

ケアマネジメント（ケースマネジメント）
care management (case management)

コーディネート
coordinate
機関、施設、個人、集団などの間に対等な関係を創造し、それぞれが最大限にその特性を発揮できるように調整する機能。

(3) ネットワーク

　ネットワークとは、連帯と協力を基調に「**ともに生きる社会**」の実現を目指して、個人・集団・機関などをゆるやかに**組織化**していくものであり、課題を抱えている者を取り巻く社会環境を再編成し、より重層的な地域福祉の展開を期待するものである[2]。言い換えれば、クライエントの生活の

ネットワーク
network

コミュニティワーク
community work
地域で生じる問題に対
し、住民が主体的・組織
的・計画的に解決してい
けるように、側面的な支
援を行うソーシャルワー
ク実践。

場は地域社会であるから、①コミュニティワークの展開と連動させ、②地域社会の活性化を促進し、③効果的な支援を行うため、またサービスの質を高めるために関係者（機関）間の融合を図り、④クライエントの複合的なニーズを充足する、ということになろう。ソーシャルワーカーには、フォーマル、インフォーマルな社会資源を組織化するネットワーカーとしての役割も期待されている。

　以上、ソーシャルワーカーによる直接的、間接的な働きかけについて概観したが、どちらか一方を用いるだけでクライエントのニーズを充足することは困難である。したがって、クライエントの状況に合わせて、両者が適切に重なり合いながら遂行される必要がある。いかに直接的な支援と間接的な支援とを組み合わせてクライエントにかかわっていくのか、その点が専門的な支援の評価を左右する指標となるといってもよい。

B. 支援の実施における留意点

ワーカビリティ
workability
クライエントの問題解決
に取り組む力。問題解決
能力。

　さて、ソーシャルワーカーは直接的な働きかけと、間接的な働きかけを行うわけであるが、いずれの場合においても、ワーカビリティを発揮できるようにするためにエンパワメント機能を活用する必要がある。たとえば、数ある社会資源の中からどれを選択し、問題の解決に取り組むのかという判断・決定の権限は、クライエントにあるという視点を明確にしておくべきである。また、真の社会資源はクライエントの内面にある問題解決の力であり、支援への動機づけであることを理解しなければならない。つまり、ソーシャルワーカーは外的な資源を動員しながら、クライエントの持つ内的な資源を刺激し活用することで、クライエントの自立（自律）性を高め、主体性の発達を支えていく存在であるといえる。

　さらに、支援は他職種との連携により行われることが多く、クライエントに関する情報を関係機関、関係職員と共有する必要が生じる。その際には、プライバシー保護の観点から関係者間で情報を共有することについてクライエントからの同意を得ることに加え、関係者間で秘密が保持されるよう最善の方法を用いる必要がある。

7. モニタリング

A. モニタリングの目的と方法

　ソーシャルワークを有効に進めていくためには、その過程における実践の評価が不可欠である。実践の評価は、おおよそ事前、中間、事後の段階に位置づけられ、それぞれ**アセスメント**、**モニタリング**、**エバリュエーション**と呼ぶ。そのうちモニタリングは、サービスの提供がなされている状況において、計画通りに支援が展開されているか否か、計画された支援が効果を上げているか否かなど、支援の**経過を観察**するものである。

　モニタリングは、さまざまな方法で実施される。クライエントとの面接の過程で行われることもあれば、他のサービス提供者や専門職の協力を得て行う場合もある。あるいは、関係者の間で会議を開いて話し合ったり、状況によっては、ソーシャルワーカーがクライエントの自宅などを訪問したり、クライエントに電話を入れて確認したりすることも考えられる。いずれにしても、何らかの問題が確認された際には支援目標や支援計画の見直しを図らなければならない（**再アセスメント**）。また、モニタリングは一度だけで終了するとは限らない。最初のモニタリングは、計画の実施後それほど期間を置かずに行うことが望ましいが、計画の内容によっては、ある程度の期間を置かなければ難しいケースも存在する[6]。「いつ」「誰が（誰と）」「どのように」モニタリングを実施するのかを、プランニングの際にあらかじめ組み込んでおくべきである。

　ここで、**効果測定**の具体的な方法について触れておこう。支援そのものがクライエントを含めた社会からどのような評価を受けているのか、あるいは社会的な評価に耐え得るものになっているのかなど、ソーシャルワーカー自身の責任性に向けられた効果測定の持つ意味は大きい。これは、効率的な支援システムを確立するために、科学的なソーシャルワークを展開するという動向、すなわち「**根拠に基づく実践**」と関係している。また、昨今の支援のあり方は**契約**を重視する傾向にある。契約に基づいた支援では、目標の設定とそれに対する達成の程度は常に評価の対象となり、場合によってはクライエントから契約不履行と判断され、訴訟にまで発展することも考えられる。その意味においても、効果測定の重要性を理解することができよう。支援活動を評価する方法には、支援の過程を分析する「プ

モニタリング
monitoring
経過観察。

根拠に基づく実践
EBP: evidence-based
practice

プロセス評価
process evaluation

ロセス評価」と、支援によってもたらされた結果を分析する「**アウトカム評価**」とがあり、後者を効果測定と捉えるのが一般的である。ここでは、まず支援活動に有効な枠組みである「単一事例実験計画法」を確認しよう。

[1] 単一事例実験計画法とは[7]

単一事例実験計画法
single case（subject）
experimental design/
single system design

　単一事例実験計画法とは、単一のクライエント／システム（個人・家族・小集団・組織・地域）を対象として使用される調査方法、または評価方法をいう。この方法の基本的思考は、実践の介入が行われる際に、介入が導入される前の一定期間と、介入が実際に行われている期間と、介入終結後の期間の3期間を継続的かつ組織的に観察することである。これを実践評価に使用することによって、①クライエントの問題とクライエントの潜在的能力の認知、②クライエントが望む目標の認知、③目標達成のための介入方法の選択、の理解が明確にされる。さらに、介入方法が決められ実行されると、介入過程のモニターが実施されるようになる。ということは、クライエントが望む目標に近づいているか否かをチェックすることであって、介入の効果があるかどうかを知ることにつながる。万が一、効果がないと判断された場合には、現在使用されている介入方法を変える必要があるか否かを問うことが可能となる。

[2] 単一事例実験計画法の特徴[3]

　この方法の特徴は、①支援活動を始める前にベースラインと呼ばれるデータを取ること、②評価の方法に関して非常に具体的にクライエントに説明を行うこと、③評価の対象となるデータをどれだけの期間収集するかに関して決めておくこと、④収集されたデータは評価のためのみならず、クライエントとソーシャルワーカーがクライエントの変化をともに振り返って見ていくための材料とすること、である。

[3] 単一事例実験計画法の種類

　比較的使用しやすいものとして「ABデザイン」がある。Aはベースラインを意味し、Bは支援を行った後のデータを示す。その他、「ABAデザイン」「ABABデザイン」「ABCデザイン」などと呼ばれるものがある。この場合もAはベースラインを、BやCは異なる支援介入時を指す。

B. 効果測定の種類と方法

[1] 量的方法

(1) 集団比較実験計画法（集団比較実験デザイン）

　集団比較実験計画法は、調査の対象となるクライエントを、支援を受ける実験群と支援を受けない比較統制群とに分け、従属変数の測定を通して2つの群を比較することによって、支援の効果を確認する方法をいう。この方法では多くの調査対象者を用い、あらかじめ設定された仮説が、分析で得られた結果と整合的であるかを調べる「統計的検定」と組み合わせることで特定の支援効果を確定し、それを普遍化することができる。

集団比較実験計画法
group comparison
experimental design

(2) グランプリ調査法

　集団比較実験計画法では、その割り当てるグループが実験群と比較統制群であったが、**グランプリ調査法**では、Aという支援を実施したグループ、Bという支援を実施したグループというように、支援方法の違いによって比較する。たとえば、高齢者の日常生活能力を高めるとき、（A）家族に対して高齢者への接し方を指導する、（B）訪問介護を利用し高齢者への介護を行う、（C）通所リハビリテーションを利用し高齢者に直接的な訓練を行う、のうちどの方法が最も高い効果を上げられるのかを確認するものである。つまり、30の家庭を調査対象（標本）とした場合、（A）を行うグループ、（B）を行うグループ、（C）を行うグループに、10家庭ずつを割り当て高齢者の日常生活の変化を比較する方法である。

グランプリ調査法
Grand Prix research
design

(3) メタ・アナリシス法

　メタ・アナリシス法は、特定の支援方法について、過去に行われた多くの調査結果を統合し、支援効果がより普遍的・一般的であることを明確にする方法である。既存のデータを利用するため比較的容易に行うことができ、また論理性・合理性・妥当性があり納得させる力を備えているため、**アカウンタビリティ**（説明責任）を示すのに適している。

メタ・アナリシス法
meta analysis design

[2] 質的方法

(1) 単一事例実験計画法

　すでに触れたが、文字通り1人の対象者から因果関係を導き出すことのできる方法である。支援を実施する前の状態（**ベースライン期**）と支援を実施した後の状態（**インターベンション期**）を時系列的に繰り返し観察・測定することによって、問題の変化と支援の因果関係を捉えるものである。つまり、介入の効果をモニターするものであり、変化が生じないケースで

は介入方法を再考する必要があるか否かの判断の材料となる。

(2) 事例研究法

　事例研究法は、特定の個人や集団をケース（事例）として取り上げ、そのケースについての詳細な記録をもとに、クライエントや家族が抱える問題とソーシャルワーカーの支援を質的に分析する方法である。支援による変化過程の特徴や対応の仕方などについて知ると同時に、後の支援活動に活かすことができる。

C. モニタリングにおける留意点

　モニタリングでは、①支援計画が的確に実施され、クライエントのニーズを充たしているか、②サービス内容が質・量ともに的確か、③サービスの提供状況に課題はないか、④クライエントの満足感や安心感を充たしているか、などが重要な指針となる。モニタリングは支援計画（実践）に対する信頼の保証であり、生命線といってよい。絶えず変化するクライエントの心身の状況や生活環境に対して、サービスの**費用対効果**も含めた調整を行う必要がある。

　個別化を原則とするソーシャルワークの効果測定の対象は、物体の大きさや長さなどとは異なり、人の行動や感情、考え方など、数値によって明確に測定・判断できるものではないところに特徴がある。したがって、どのような測定方法を用いても、その客観性には限界があり、最終的にはクライエントの**満足感**や**達成感**が評価の重要な基準となる場合が多い。より確実な測定を実現するためには、いずれの方法であっても、①何を測るのか（焦点）、②何で測るのか（変数）、③誰が測るのか（主体）、④どのように測るのか（尺度）、⑤いつ測るのか（時期）、について明確にしておくべきである。

8. 支援の終結と事後評価

A. 支援の終結・事後評価の目的と方法

　支援の終結は**ターミネーション**と呼ばれ、問題解決の過程をクライエントとソーシャルワーカーとが丁寧に振り返るプロセスである。また別の見

方をすれば、支援は円環構造をなすものであるから、支援が継続していく
ケースにあっては、次の問題へ取り組むためのステップ（つなぎ目、架け
橋）と捉えることができる。支援を終結するにあっては、終結に向けての
評価を行う必要がある。これをエバリュエーションといい、支援の有効性
や効率性を総合的に判断するプロセスを指す。

　サービス内容を点検する際には、①目標の達成、②問題の解決・緩和、
③生活の改善、④支援の方法、⑤クライエントの役割、⑥ソーシャルワー
カーの役割、⑦クライエントとソーシャルワーカーの協働、などの視点か
ら慎重に検討する必要がある。また、ソーシャルワーカーの基準で測定す
るだけではなく、クライエントやその家族、支援チームのメンバーやスー
パーバイザー、さらにはサービスの質の評価機能を持った第三者の参加の
もとに行われることが求められる。

スーパーバイザー
supervisor
スーパービジョン関係に
おいて指導や助言をする
立場の者であり、実践の
経験や知識・技術を持っ
た熟練した支援者のこ
と。

　このように適切な評価を経て支援は終結に向かうのであるが、支援が終
結を迎える状況としては、①問題が解決した場合、②当該機関では対応で
きない問題となった場合、③クライエントが支援を拒否した場合、などが
考えられる。支援の終結の際には、どのようなケースであれ、終結の理由
をクライエントとソーシャルワーカーの双方で確認し、支援関係を解消す
る必要がある。

　さらに、終結時における支援内容としては、①将来的にクライエントが
同様の問題に直面した際に、自らの力で解決が図れるように、これまでの
問題解決のプロセスを確認・評価すること、②残された問題を確認すると
ともに、将来的に問題になると予測される事項についても対応できるよう
助言を行うこと、③クライエントが当該機関を再利用する可能性を視野に
入れ、終結後においても困難が生じた場合には支援の再開が可能であるこ
とを伝え、クライエントに安心感を与えること、などが挙げられる。

B. 支援の終結・事後評価における留意点

　支援を終結するにあっては、おおむね、①問題がクライエントによって
解決され、②問題解決についてクライエントとソーシャルワーカーとが確
認・同意し、③残された問題はあるがクライエント自身で解決が可能であ
り、④そのことについてクライエントとソーシャルワーカーとの共通理解
ができていること、が条件となる。

　しかしながら、すべてのケースがこれらの条件を満たし、計画的に意図
的に終結するわけではない。たとえば、前に述べた当該機関では対応でき
ない問題と判断された場合や、クライエントが支援を拒否した場合などで

ある。前者においては、誠実で詳細な引き継ぎが行われなければならない。なぜなら、クライエントは新たな相談機関やソーシャルワーカーと関係を形成しなければならず、不安や緊張といった心理的な負担を負うことになるからである。このような引き継ぎは、クライエントの転居やソーシャルワーカーの異動などによって支援が終結する場面においても必要となる。後者についてはさらに複雑である。クライエントが必要な支援の継続を拒否するには、それなりの理由が存在するであろう。無論、クライエントの個人的な思いから拒否することも考えられるが、むしろソーシャルワーカーに対する強烈な批判から相談機関を去る場合が多いのではないだろうか。このようなケースに考えられることの1つとして、ソーシャルワーカーを主体とした「**パターナリズムによる支援**」が挙げられる。パターナリズムによる支援がすべて悪いというわけではないが、クライエントから語られる、または示されるメッセージを聴き、クライエント主体の支援過程を辿ることは重要である。つまり、支援過程におけるソーシャルワーカーの**傾聴姿勢**や**受容的態度**の積み重ねが、言い換えればクライエントに合った適切なアセスメントやプランニングがなされていることが、理想的な支援の終結を実現するための前提となっているのである。「結果よければすべてよし」といった考えではなく、自らの信念に基づいて、自らの（決定した）方法で問題の解決に取り組むからこそ、解決したときの満足感や充実感が高まるのである。クライエントとの**民主的な関係過程**の展開を含めた支援の過程が肝要といえる。

　なお、クライエントが納得したかたちで支援の終結を迎えるためにも、事後評価の果たす役割は重要である。事後評価は、前にも述べた通り、クライエントとの**共同作業**として行われるものである。ソーシャルワーカーは懸命にクライエントのサポートに取り組んでいるため、「これだけ自分が努力したのだからクライエントも満足しているに違いない」などと錯覚することがある。支援が一方的な自己満足にならないためにも、ソーシャルワーカーは支援過程において適切な効果測定を行うとともに、常に自分自身を客観的に見つめ、またクライエントの発するメッセージに対し積極的に耳を傾ける必要がある。さらに、適切な評価を行うためには、**客観性**、**信頼性**、**妥当性**などの要件を満たさなければならないが、そのためにも支援記録の持つ意味は大きい。支援記録はその文体として、「**叙述体**」「**要約体**」「**説明体**」などさまざまであるが、いずれの場合も5W1H（いつ・どこで・誰が・何を・なぜ・どのように）を踏まえ、正確に、わかりやすく、必要な情報のみを記述するということを念頭に作成されなければならない。

叙述体
narrative style
事実を時間的順序に沿って、ありのまま記述する文体。

要約体
summary style
事実やその解釈などの要点を整理して記述する文体。

説明体
interpretation style
事実に対して支援者の解釈などを説明するための文体。

9. アフターケア

A. アフターケアの目的と方法

　アフターケアとは、支援の終結後に行われる社会生活への適応に対するサポートや問題再発の予防などをいう。たとえば、何らかの事情により家族と離れ施設で暮らすことになった児童に対して、再び家族とともに生活ができるよう、その家庭復帰を目指す支援が行われるケースがあるが、家庭への復帰を実現するためには、面会や週末帰省などを通して保護者と児童との結びつきを保つような支援が必要となる。そのような施設を退所した後の公私における**人間関係のサポート**や、**社会への適応**を促すことを目的とした活動をアフターケアと呼ぶのである。

　一方、クライエントの立場から考えてみれば、支援の終結後において「困難が生じたときにはどうすればよいか」「誰に相談すればよいか」など、実際的な方法と手立てをどれほど有しているかということが心配の種になる。現実社会の中で自立的に生きていかなければならないクライエントにとって、そのような方法と手立てを有しているか否かが大きな意味を持つことは容易に理解できよう。クライエントが社会的自立を実現していくためにアフターケアの果たす役割は重大である。

　アフターケアの具体的な方法としては、当該機関で行われる面接、家庭などを訪問して行われる面接、あるいは電話で連絡を取り合う方法などが挙げられる。いずれの方法であっても、計画的に実施されることが望ましい。なお、支援の終結後においては、**フォローアップ**も重要となる。フォローアップとは、クライエントへの支援効果やその後の状況を**調査・確認**することであり、特にその後の生活において再び同様の問題を抱える可能性のあるクライエントに対して有効な手段である。

B. アフターケアにおける留意点

　クライエントとソーシャルワーカーとの関係は、支援の終結をもって解消されるものである。しかし「**生きた人間関係**」[8]は、支援関係が切れた後においても、成長していくクライエントにとっては大切な拠り所となることが考えられる。場合によっては、ソーシャルワーカーにとって過重な

アフターケア
after care

フォローアップ
follow-up

負担やリスクになり得るアフターケアであるが、クライエントが社会的に自立するために不可欠な支援活動であることを認識する必要があろう。

　多くの場合、アフターケアはクライエント本人だけではなく、その家族に対しても行われる。あるいは、家族以外のシステムに働きかけることも必要になるかもしれない。いずれにしても、どのようなケースであれ、1人のソーシャルワーカーによるアフターケアには限界がある。つまり、効果的なアフターケアを実施していくためには、他の専門職、他の機関との連携や地域社会のネットワーク化を進めていくことが不可欠なのである。ここでも、ソーシャルワーカーの多様な役割を確認することができよう。

　さて、これまでソーシャルワークの過程について確認してきたが、それぞれのプロセスは独立したものではなく、互いに重なり合いながら展開され、状況によっては前の段階に戻ることも考えられる。社会福祉の支援においては、特に「共感」や「受容」などといった情緒的な側面が強調されることが多い。無論、それらは専門職として、クライエントの成長やエンパワメントを促すために不可欠なものである。しかし、それらを身につけることによって専門職としての支援が成立するわけではない。私たちはそれらを踏まえた上で、科学的な視点やそれを支える知識や技術を体得し、実践していかなければならないのである。その意味において、支援過程の理解は、所属機関の機能に応じたサービスを適切に提供していくために極めて重要なものであり、かつ専門職による支援の基盤となるといっても過言ではない。

10. ソーシャルワークにおける関係過程

　関係とは、特定のつながりを持つことである。あるいは、そのつながり方の状態を指すものである。したがって、支援関係とは支援を目的として成り立つ人間関係、支援を目的とした対人関係といってよい。まず、ここで注意しなければならないことは、支援関係が同じ人間のかかわりあいであるということ、**対等な関係**であろうとする視点である。支援関係を形成し、問題の解決に向かってともに歩む過程は、たとえばクライエントにとっては解決方法の学びの場であり、ソーシャルワーカーにとっては専門職としての自己成長の場である。それゆえ、支援関係は**共同作業の関係**であ

り、また**支えあう関係**であるといえる。そういった関係を通して、クライエントは自分自身の力を十分に発揮し、自分らしく生きることができるように成長・変化していくのである。

　さて、**バイステック**は次のように語る。「ケースワーカーとクライエントの両者が形成する支援関係は、**ケースワークの魂**である。また支援関係は、ケースワークにおける調査・診断の過程、そして支援全体に命を与える基礎である。あるいは、支援関係はケースワークという臨床そのものを、生き生きとしたものにする出発点であり、支援の体験を人間としてのほどよく温かな経験にする基礎でもある。支援関係が重要であることは、いくら強調してもよい。なぜなら、それはケースワークの効果を高める上で不可欠な要素であるばかりでなく、支援関係の概念は、いかなる人間も価値と尊厳をもっているというわれわれの確信から生まれ、その確信のなかに息づいているものだからである」(9)。このバイステックの言葉からもわかるように、ソーシャルワークにおけるクライエントとソーシャルワーカーとの関係は、支援に不可欠なものであり、関係を通して支援が展開されるといってよい。つまり、関係なくしては支援そのものが成り立たないのである。ソーシャルワークにおける支援関係は、それ以外の人間関係と異なる側面を持つ。支援関係はニーズを抱えたクライエントを支援するという目的を実現するために意図的につくられた、一過性の関係である。では、この関係はどのように形成され、維持され、解消されるのであろうか。

　支援関係はクライエントとソーシャルワーカーが出会ったところから形成されるわけであるが、支援そのものはお互いが出会う前の準備の段階から始まっていると捉えたほうがよい。前にも述べたが、私たちは何らかの問題を抱えたときに、まずは自らの経験や能力を活用して何とか解決しようとする。しかし、それが難しいと判断されると、身近な人びとに助けを求めるものであろう。それでもなお問題の解決が困難であった場合、相談機関などの社会資源に支援を求めるものである。このプロセスの中で、クライエントが考えたこと、感じたこと、行ったことなどが、その後の支援関係に影響を与えることも少なくない。たとえば、問題の解決に対するクライエントのモチベーションの高さなどは、支援関係にダイレクトに影響するものである。一方、ソーシャルワーカーはどうであろうか。そのソーシャルワーカーがどのような機関で働き、どのような立場にあり、どの程度の経験や力量を持ち合わせているのか。あるいは周囲のスタッフたちとどのような関係を築いているのかなども支援関係に影響することが考えられる。その意味において、働く場を含めた支援者としてのソーシャルワーカー自身のアセスメントが必要である。

バイステック
Biestek, Felix Paul
1912〜1994
クライエントとの望ましい支援関係を形成するために、①個別化、②意図的な感情の表出、③統制された情緒的関与、④受容、⑤非審判的態度、⑥クライエントの自己決定、⑦秘密保持、の原則を示した。

クライエントは期待と不安を抱きながら相談機関にやって来る。ソーシャルワーカーは、その期待に応え、不安を解消していくわけであるが、その際のファーストコンタクトは重要である。どのようなクライエントに対しても、ソーシャルワーカーは聴く姿勢で臨み、受容的な態度で、適切なコミュニケーションを用いて関係を形成していく必要がある。そのようなソーシャルワーカーの一貫した姿勢や態度に、やがてクライエントが応えはじめ**信頼関係（ラポール）**の形成へとつながっていくのである。ここでは、ソーシャルワーカーに「**人間関係に関する科学的な知識**」と「**関係を形成するための具体的な技術**」が求められる。その点において、バイステックや**ロジャーズ**が示した支援者としての基本姿勢は有効な指針である。

また、関係を維持していくことも重要である。関係は時間の経過とともに変化するものであるため、その変化に対応していかなければならない。そのためには、支援者としての基本姿勢に加え、コミュニケーションの技術を駆使して支援を展開し、面接などを通して得られた支援の効果を明確にする必要がある（モニタリング）。通常の人間関係にもいえることであるが、自分（クライエント）が費やした時間や労力と相手（ソーシャルワーカー）から得られるものが釣り合わなければ、その関係は崩壊に向かうことが考えられる。したがって、支援関係の維持には、問題解決に向けた確かな進歩が求められるのである。

クライエントのニーズが充たされ、問題の解決についてクライエントとソーシャルワーカーが確認・同意することによって、支援は終結する。この場面でクライエントは、問題の解決や自己の成長に対して喜びを感じる一方で、支援関係という特別な関係を解消することへの寂しさをあわせもつことが考えられる。ソーシャルワーカーにも同様のことがいえる。クライエントとの関係を解消することによって支援者としての役割から離れることに抵抗を感じる場合もあろう。いずれにしても、支援関係の解消における両者の複雑な感情を分かちあいながら、これまでの支援関係をともに振り返り、その中で得られた問題に対する考え方や感情の変化などを含めた、支援の成果を評価することが重要である。

最後に、支援関係を形成・維持していく上で注意すべき点について確認しておこう。ソーシャルワーカーも人間である。そのため関係を形成する上で困難を抱えることも少なくない。どれほどソーシャルワーカーが努力をしても、クライエントが心を開かないこともある。あるいはクライエントから非難されたり、拒否されたりすることもある。ソーシャルワーカーは、そのようなクライエントの言動や態度に影響され、支援者としての基本姿勢を崩すことのないように気をつけなければならない。また、適切な

ロジャーズ
Rogers, Carl Ransom
1902〜1987
クライエント中心療法を提唱した。支援者の基本的姿勢として、①共感的理解、②無条件の積極的関心、③純粋性、を挙げている。

かかわりを実現していくためには、**感情転移**や**逆感情転移**などの私的な感情の存在にも注意が必要である。これらの課題に気づき、克服していくためには、ソーシャルワーカーの**自己覚知**と**スーパービジョン**が重要な役割を果たすことはいうまでもない。

注）

(1) 太田義弘・秋山薊二編『ジェネラル・ソーシャルワーク―社会福祉援助技術総論』光生館，2000，pp.155-200.

(2) 佐藤克繁・山田州宏・星野政明・増田樹郎編『社会福祉援助技術論 応用編―対人援助の豊かさを求めて』新課程・国家資格シリーズ 5，黎明書房，2003，p.49，p.51，p.116，p.202，p.205，p.208. ここでは「援助」を「支援」に置き換えて記述した．

(3) 北島英治・副田あけみ・高橋重宏・渡部律子編『ソーシャルワーク実践の基礎理論』社会福祉基礎シリーズ 2，社会福祉援助技術論 上，有斐閣，2002，pp.137-144. を要約，p.168. ここでは「援助」を「支援」に置き換えて記述した.

(4) グティエーレス，L.M. & パーソンズ，R.J.・コックス，E.O. 編／小松源助監訳『ソーシャルワーク実践におけるエンパワーメント―その理論と実際の論考集』相川書房，2000，p.18. ここでは「援助」を「支援」に置き換えて記述した.

(5) 奥田いさよ『社会福祉専門職性の研究―ソーシャルワーク史からのアプローチ：わが国での定着化をめざして』川島書店，1992，pp.220-222. ここでは「援助」を「支援」に置き換えて記述した.

(6) 副田あけみ『社会福祉援助技術論―ジェネラリスト・アプローチの視点から』社会福祉専門職ライブラリー 社会福祉士編，誠信書房，2005，p.97.

(7) 平山尚・武田丈・藤井美和『ソーシャルワーク実践の評価方法―シングル・システム・デザインによる理論と技術』中央法規出版，2002，pp.29-30. を要約.

(8) 小田兼三・石井勲編『養護原理 第 2 版』現代の保育学 5，ミネルヴァ書房，1988，p.134.

(9) バイステック，F.P. 著／尾崎新・福田俊子・原田和幸訳『ケースワークの原則（新訳版）―援助関係を形成する技法』誠信書房，1996，序文ⅰ. ここでは「援助」を「支援」に置き換えて記述した.

■ 理解を深めるための参考文献

● 渡部律子『**高齢者援助における相談面接の理論と実際 第 2 版**』医歯薬出版，2011.
支援のための相談面接の理論と実際をより深く理解していくことをテーマに書かれており、豊富な事例から専門職としての研鑽の方法と面接技術を具体的に修得することができる。

● 平山尚・武田丈・藤井美和『**ソーシャルワーク実践の評価方法―シングル・システム・デザインによる理論と技術**』中央法規出版，2002.
ソーシャルワーク実践の効果測定方法である「シングル・システム・デザイン」を解説し、ソーシャルワークにおける評価の必要性と方法について述べている。

感情転移（転移）
クライエントが支援者に依存したり、自分の親に対する感情と同じ感情を向けたりすること。

逆感情転移（逆転移）
支援者が自身の葛藤や愛情などをクライエントに抱くこと。

スーパービジョン
supervision
スーパーバイジーの支援の質を高め、よりよい実践ができるよう、スーパーバイザーが具体的な事例をもとに指導・助言を行う過程。

コラム クライエントの気遣い

　以下は筆者の知る地域包括支援センターのソーシャルワーカーが、ある高齢者夫婦を支援した際のエピソードである。

　介護者である妻は高齢であり、夫の介護以外は手が回らない様子で、部屋の中は埃っぽい状態であった。「来るときは電話をしてください」が妻の口癖であり、その言葉は"部屋が汚れていては客に申し訳ない"という気持ちと、"客が来る前に少しでも整理したい"という考えに基づくものであった。連絡をせずに訪問したときは、部屋が散らかっているからという理由で入れてもらえないこともあった。

　数ヵ月後、妻の腰痛を理由に訪問介護員の派遣依頼を受け、サービスが開始された。しかし、その2週間後に妻から「疲れたからサービスの利用をやめたい」との申し出があった。訪問して詳しく事情を聴いてみると、汚れた部屋では介護員に申し訳ないと考え、介護員が訪問する前に部屋を整理しようと気を遣っていたことが疲れの原因と判明した。

　このように、自宅にソーシャルワーカーや介護員などを招く場面では"こんな汚い部屋に通しては申し訳ない""変に思われないだろうか"などと、クライエントは本題（主訴）と違ったことを予想以上に気にしているものである。面接の場がどこであっても、初期段階においてソーシャルワーカーは、クライエントの主訴を見落とすことなく、クライエントに安心感を与えるような姿勢や態度で臨まなければならないのである。

第6章 ソーシャルワークの記録

ソーシャルワーク実践において、記録というのは「孤独で地味な作業」という認識をされがちなものである。しかし実は記録はそれ自体が支援活動であり、記録について考えることは、より良い支援のあり方について考えること、ともいえるのである。本章ではまず記録の意義と目的について理解し、記録の実例や近年の新しい記録方式等について学びながら、記録の重要性について深く考えていく。

1

施設や機関の情報開示や説明責任が強く求められる今日、ソーシャルワークの記録は単なる活動の記しではなく、利用者や家族、地域や社会に対して、支援活動に関する説明責任の役割を担っていることを理解する。また記録は、専門職間のコミュニケーションの促進や利用者との情報の共有、調査・研究のためのデータ提供など、さまざまな目的を有するものであることを学ぶ。

2

叙述体や説明体などの記録の文体、ジェノグラムやエコマップなどのマッピング技法に代表される具体的な記録方法について理解する。また、相談支援や地域支援の記録実例、SOAP やMDS などの記録方式等について学ぶ。さらに、今後の課題として、記録の IT 化や個人情報保護と記録開示重視の動向などを踏まえ、適切な記録の作成のために支援者が身につけるべき力について考える。

A. 記録の意義

　「記録の作成は労力と時間を要する業務である」という声を、多くの現場のソーシャルワーカーから聞く。社会福祉基礎構造改革から20年余りの時が経ち、社会問題の複雑化・高度情報化に伴いソーシャルワークが扱う問題も多様化しているため、その記録も自ずと複雑化し多くの機能を担うようになっている。施設や機関のディスクロージャー（情報開示）とアカウンタビリティ（説明責任）がますます求められる今日、より詳細で正確、かつ誰にでも理解しやすい記録が必要とされている。また、記録は適正に業務を遂行したことを説明するための証拠としても重要な役割を担っている。

　2010年代以降は、地域包括ケアの進展とともに他職種・多職種連携の必要性が叫ばれ、1つのケースに多くの専門職がかかわることから、支援の継続性・一貫性が重要になった。そのため記録は多職種が情報を共有し支援の質を向上させるために必要不可欠なツールとなっている。エビデンス・ベースド・プラクティス（EBP）が求められている近年では、記録は支援・介入の根拠を示し、支援活動全体の評価を行う際にも重要なものとして認識されている。また施設や機関の運営管理、ソーシャルワーカーの教育、ソーシャルワーク研究の発展等においても記録の果たす役割は大きく、記録のIT化を巡っても今後ますます研究や議論が盛んになっていくことが期待されている。

B. 記録の目的

　ソーシャルワークの記録の目的について、1950年代頃までの欧米においては診断主義の代表格であるハミルトンが提起していた、利用者へのサービスを適切なものにするため、という考え方が主流であったといわれている。その後、種々のサービスが生み出され、サービス提供組織は政府や各種団体から資金を獲得するために、サービスの質の保証と有効性の提示が求められるようになった。こうして記録は単なる「診断・処遇の証し」ではなく、利用者や家族、政府や各種団体等に対してサービスの根拠と成

ディスクロージャー（情報開示）
disclosure
企業や行政、施設などに求められる情報開示。

アカウンタビリティ（説明責任）
accountability
政府や企業、施設運営主体などに求められる説明責任のことで、直接的関係者だけでなく間接的なかかわりを持つすべての人や組織（ステークホルダー）に対しても説明責任があると考えられている。

エビデンス・ベースド・プラクティス
EBP：evidence-based practice
さまざまな方法で検証された科学的根拠に基づく実践。

ハミルトン
Hamilton, Gordon
1892〜1967

果を示す道具として捉えられるようになったのである。日本では長らく記録への関心があまり高くなかったといわれているが、社会福祉基礎構造改革によって措置制度から契約制度による福祉サービス提供の時代に入ると、ケアプランの作成や評価などサービス提供過程や成果を記録し開示することが重要となり、さまざまな記録の様式の開発が進められるようになった[1]。

またケーグルの 10 項目に及ぶ記録の目的が日本でも紹介され、記録の目的はより幅広く捉えられるようになった[2]。

①クライエントのニーズの明確化、②サービスの文書化、③ケースの継続の維持、④専門職間のコミュニケーションの促進、⑤クライエントとの情報の共有、⑥スーパービジョン、コンサルテーション、同僚間の再検討の促進、⑦サービスの過程とその影響のモニタリング、⑧学生と他の専門職の教育、⑨管理上の課題に対してのデータの提供、⑩調査・研究のためのデータ提供。

さらに八木[3]は日米で起きたケース記録の開示請求事件について言及し、「記録にない支援はなかったことになってしまう」と指摘。また利用者や家族、支援機関の関係者だけでなく、弁護士や裁判官など完全な第三者に対しても「どのような支援をどのような根拠で行ったか」について明示できるよう記録すべきと述べている。専門職として自分が取った言動の裏付けを記録に残すことが、アカウンタビリティ（説明責任）を果たすためにも重要である。

ケーグル
Kagle, J. D.
アメリカのソーシャルワーク研究者。『Social Work Records』の著者として知られている。

C. 記録の種類と様式

[1] 記録の種類

ソーシャルワークの現場では多種多様な記録の形態があるが、それらは大きく**支援記録**と**運営管理記録**の 2 つに分けることができる。支援記録には、①相談支援記録（個人や家族への支援活動の記録）、②集団支援記録（施設のレクリエーション・グループや精神領域のグループ・カウンセリングなどの集団への支援活動の記録）、③地域支援記録（**地区住民懇談会**や**地域サロン活動**などの地域支援活動の記録）が、運営管理記録には、④会議記録（ケースカンファレンスや委員会等の記録）、⑤業務管理記録（日誌や日報、登録台帳等の記録）、⑥教育訓練用記録（事例検討会やスーパービジョンのための記録）が含まれる[1]。

また、記録は**ミクロ・メゾ・マクロ**という 3 つの視点から分類することもできる。たとえば、ミクロレベルの記録はソーシャルワーカー個人のメモや自分の支援を見直すための振り返り用の記録であり、メゾレベルの記

地区住民懇談会
市町村地域福祉計画や社会福祉協議会の地域福祉活動計画を策定する際などに開催される、住民の意見を聞き話し合う会のこと。

地域サロン活動
市区町村社会福祉協議会や民生委員、ボランティア団体などが主催する、地域住民の触れ合いや交流に関する活動。

101

録は施設・機関のスタッフとしての責任を明確にするもので、面接やアセスメントの記録、ケースカンファレンスのための利用者の情報記録、施設内研修や教育のための記録などが挙げられる。そして、マクロレベルの記録は地域や社会への責任を明確にするものであり、第三者評価や外部監査報告書などを挙げることができる。

［2］記録の様式

ここでは記録の中心的なものといえる、個人や家族への支援記録の様式について説明する。

(1) フェイスシート（基本情報）

利用者に関する基本的な情報が書かれた記録で、氏名・生年月日・年齢・性別・住所・家族構成・紹介経路・既往歴・生育歴・職業歴・主な問題などの項目が含まれる。インテーク面接によって得られた情報を記載する。

(2) ケース・ヒストリー（生活史）

支援機関を利用する以前の利用者の生活と、その周囲の環境状況について書かれた記録。利用者の抱える問題によって、どこに焦点を置くかは変わってくるが、利用者自身と問題の背景を理解する上で重要なものとなる。

(3) アセスメントシート

利用者の生活におけるさまざまな状況や環境についての情報、解決すべき課題、今後どのように生活したいのかという利用者自身の目標や希望する将来像等が書かれた記録。アセスメントシートは一度書いたら終了ではなく、利用者の状況の変化に応じて事項の追加や変更も行っていくものである。

(4) プランニングシート

アセスメントの結果を踏まえて立てられた長期目標・中期目標・短期目標からなる支援目標と、その目標達成のために必要な総合的な支援方針が書かれた記録。利用者とよく話し合いながら作成されるべきものである。

(5) プロセスシート

支援の過程において、支援者と利用者とのかかわりの様子が書かれた記録。利用者に大きな状況変化がないように感じられ、「変化なし」「著変なし」という単純な記載が続く場合があるが、このような記録の仕方は、情報が周囲の者に正確に伝わらないことが考えられるため避けたほうがよい。常に利用者や利用者を取り巻く環境を、注意深く観察することが重要である。

(6) モニタリングシート

アセスメントシートやプランニングシートの項目について、支援計画や

介護計画で立てられた目標の達成度や利用者の変化などを、定期的もしくは随時記載するための記録。利用者や家族とともに支援の振り返りを行い、解決が進まない問題や新たに生じた問題については、再びアセスメントを行うことが必要である。

(7) エバリュエーションシート

支援活動が終結した後に、利用者や家族とともに支援過程全体を振り返り、良かった点や改善点を挙げながら、支援目標の達成度などについて評価を行うための記録。評価は利用者や家族との共同作業で行われる。

(8) クロージングシート

支援活動全体のまとめと支援終結の理由が記載された記録。

現場ではこれらの記録様式がケースに応じてさまざまに組み合わせられ、活用されている。

2. 記録の方法と実際

A. 記録の方法

[1] 記録の文体

記録の文体には、事実をありのまま客観的に記述する**叙述体**と、事実に対する記録者の分析や見解を加えながら記述する**説明体**がある。叙述体にはさらに、記録者と利用者のコミュニケーションの様子を詳細に書き留めた**過程叙述体**と、要点を絞って全体を圧縮した記述となっている**圧縮叙述体**とがある。過程叙述体は、記録者と利用者との相互作用の過程が細かく表現されているので、面接の記録などに用いられる。プロセスシートなどで時間の経過を追って順に記録していくことを**過程記録**と呼ぶが、これは圧縮叙述体で書かれることが多い。叙述体の原型が**逐語体**であり、逐語体は利用者や支援者の言葉を一語一語、そのまま記述した文体である。面接の内容などを逐語体で記録したものを**逐語記録**といい、支援者の教育や訓練でよく用いられる。

以下、同じ場面での記録の違いを見てみよう。アルコール性肝炎で入院していた50代の男性が退院を控え、病院の医療ソーシャルワーカーが飲酒問題について話し合いを提案し、本人と妻が承諾して初めての面接が行

われたという場面である[1]（引用事例に一部筆者が加筆）。

過程叙述体の場合

予約時間より少し遅れて夫婦で医療相談室に来室。ワーカーが自己紹介をした後、入院以前の飲酒状況について尋ねると、夫は答えに躊躇している様子で、妻が涙ながらに話を切り出した。妻によると「毎晩帰宅するとまずビールをあけ、その後も他のお酒をいろいろ飲み…（後略）」とのことであった。ワーカーからアルコール依存症専門医の受診を提案したところ、妻は同意したが夫は「診てもらっても無駄だ」と拒否的な態度であった。…（中略）仕事上のストレスなど夫の話を傾聴し…（中略）、次回の通院の際に、もう一度相談室に来室することについて提案すると、夫も同意した。

圧縮叙述体の場合

夫婦で来室。入院以前の飲酒状況についての質問に対し夫からは返答がなく、妻から話を聞く。毎晩、日本酒換算で三合以上飲み、休日は昼から飲酒していたとのこと。アルコール専門医への受診を提案したところ妻は同意したが、夫は拒否的な返答であった。次回通院時の再来談を約束した。

説明体の場合

予約時間より少し遅れて夫婦で来室。来室当初から夫の表情は硬く、相談に乗り気でない様子がうかがえた。ワーカーが自己紹介した後、入院以前の飲酒状況について尋ねると、夫はうつむき加減で答えに躊躇している様子であった。妻が涙ながらに話を切り出し、その様子から妻は夫の飲酒問題に悩んできたのではないかと推察できた。入院前は毎日帰宅後に日本酒換算で三合以上飲酒し、休日は昼から飲んでいたとの回答で、アルコール依存症専門医への受診が必要と判断された。しかしワーカーからの受診の提案に対し、妻は同意したものの夫は拒否的な応答であった。次回の通院の際に再度、来談することは約束できたが、夫の言動から約束通り来室するか不安を感じている。

　叙述体で書かれた記録をもとに事実やそれに対する分析・見解の要点を整理し、記録者の主眼点を明確にしたものを**要約体**という。ケースカンファレンスに用いられることが多い。

要約体の場合

飲酒問題についてワーカーとの初回面接。夫婦で来室。妻から入院以前の夫の飲酒状況を聴取。危険飲酒と判断し、アルコール専門医への受診を提案したところ、夫は拒否。次回通院時に再度来談することには夫婦とも同意した。

［2］記録の書式

　記録の書式は文字だけに限定されておらず、しばしば図や表が用いられる。家族の相互関係や利用者に関係する社会資源を図式化し、利用者の置

かれた環境を視覚化して理解を容易にする記録の方法を、**マッピング技法**という。マッピングは、ある状況のもとにおける重要な要素間の相互作用・関係性を生き生きと表現するための、**ソシオグラム**のバリエーションの1つといえる[(4)]。以下、マッピング技法の代表的な3つの書式を確認する。

ソシオグラム
sociogram
一定の人間関係や集団構造を図表で表したもの。視覚的に人間関係を捉えることができる。

(1) ファミリーマップ

ファミリーマップは、**家族図**と呼ばれ同居・別居等の家族関係を図式化したものである。男性を□、女性を○で表記し、故人は黒く塗りつぶす（図6-1）。

図6-1 ファミリーマップ

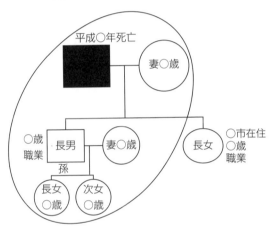

出典）柳澤孝主・坂野憲司編『相談援助の理論と方法Ⅱ［第3版］』
社会福祉士シリーズ8, 弘文堂, 2009, p.123.

(2) ジェノグラム

ジェノグラムは**世代関係図**、**家族関係図**と呼ばれ、3世代以上の拡大家族の関係を図式化するものである。男性を□、女性を○で表記し、故人は×で表記する。夫婦と子どもからなる家族の場合、夫婦を実線で結びその線から下に短線を引いて子どもを出生順に左から右へ表記する（図6-2）。

ジェノグラム
genogram
ボーエン（Bowen, M.）によって開発され、拡大家族内で繰り返されてきた問題の連鎖状況などを見出すことができる。

(3) エコマップ

エコマップは**生態地図**と呼ばれ、利用者や家族と、その周りの人びとや社会資源について図式化したものである。同居家族を円で囲み、その周りに関係する人びとや社会資源を配置して、利用者本人のみ、二重のマークを使用する。強い関係性は太い実線、希薄な関係性は点線、ストレスや葛藤がある関係性はムカデ状の線または実線上に×をつける形で表記する。矢印は働きかけ・資源の流れの方向を示している（図6-3）。

図 6-2　ジェノグラム

東京
東京
生1924
死1995
静岡
静岡
静岡
結1953
生1929
静岡
静岡
青森
青森
生1949
死1997
生1955
生1958
結1978
離1982
生1960
東京
青森
生1980
生1983
生1985

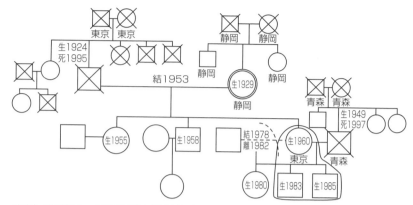

出典）柳澤孝主・坂野憲司編『相談援助の理論と方法Ⅱ［第３版］』社会福祉士シリーズ８，弘文堂，2009，p.123.

図 6-3　エコマップ

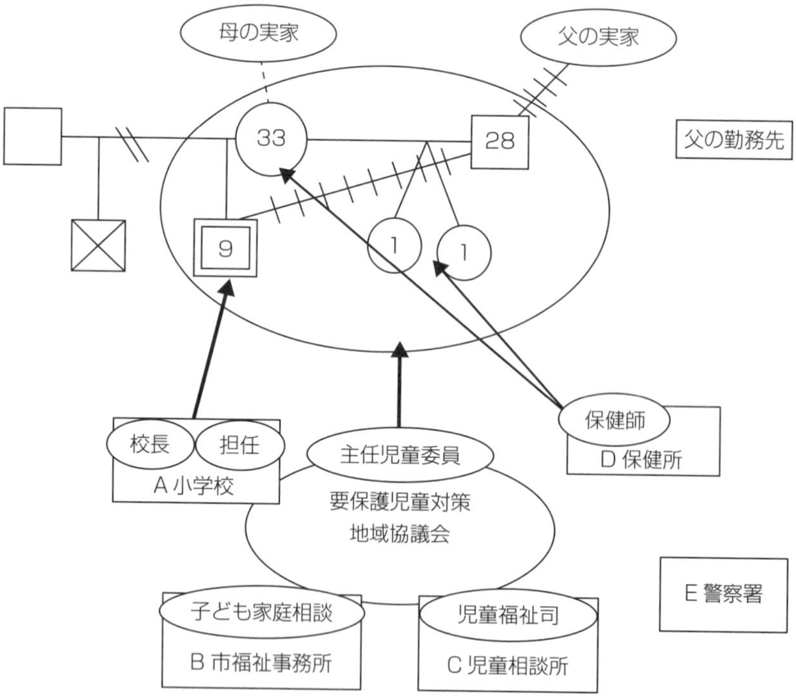

母の実家
父の実家
33
28
父の勤務先
9
1
1
保健師
D 保健所
校長
担任
A 小学校
主任児童委員
要保護児童対策
地域協議会
E 警察署
子ども家庭相談
B 市福祉事務所
児童福祉司
C 児童相談所

出典）副田あけみ・小嶋章吾編『ソーシャルワーク記録―理論と技法』誠信書房，2006，p.51.

B. 記録の実際

［1］相談支援記録の例

実際の記録事例を見てみよう。**表 6-1** は児童家庭支援センターにおける

表6-1　児童家庭支援センターにおける記録（一部）

No.○○　　受付者：　　○○

相談日時：平成20年4月○日（　）17時05分～17時45分（電話・来所・メール・その他）

相談経路　児相・市町村役場・保健機関・学校・家族親戚・子ども本人・18歳以上本人・その他（　　　　　　）

子ども：氏名　山道　太郎君　男・女　H22年　9月△△日生まれ（6歳）　所属：特別支援学校小学部1年

住所：　○○県△△町　　　　　　　　　　　　　　Tel：○○○-△△△△-○○○○（実母携帯）

相談者：氏名　△△町児童福祉担当課　　住所：△△町　　Tel：△△△-○○○○-△△△△

主訴：　育児疲れによるショートステイ利用

家族構成

姓	名	性別	続柄	年齢	同居別	備　考
山道	節子	女	実母	26	同	高齢者福祉施設に勤務
山道	太郎	男	長男	6	同	療育手帳B1
山道	二郎	男	次男	4	同	療育手帳B2

相談内容

養護	① 父母家出等で養育困難	育成	性格行動	1　反抗的　2　落ち着きがない　3　緘黙
	2 虐待（身体・性的・ネグ・心理）			4　家出　5　家庭内暴力
	3 DVでの子どもへの影響		不登校	1　保育園　2　幼稚園　3　学校
保健	1 疾患初期対応　2 乳幼児発達		適性	1　進学　2　言語発達　3　学業不振
障害	1 肢体　2 言語発達　3 自閉　4 その他		しつけ	1　家庭内における幼児のしつけ
非行	1 虞犯・触法　2 虚言・浪費　3 その他			2　児童の性教育　3　遊び方
いじめ		その他		
DV	※大人のみ			

| [Danger Statements] 子どもの（虐待）状況・事実
○本児と次男が家にいると，タンスによじ登る，障子を破る。お互いにはしゃぐため，落ち着かない。
[この先，状況を難しくする要因]
○発達障害（本児：B1，次男：B2）を持つ。
○母はうつ病と診断され，仕事を休んでいる。
○母子家庭。母の友達がいない。経済的な不安あり。
[主訴] 何を心配しているのか？
○本児と次男が家にいると，お互いにはしゃぐため落ち着かない。育児に自信をなくしている。
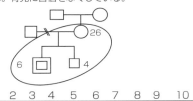
0　1　2　3　4　5　6　7　8　9　10
（0：緊急援助が必要～10：支援の心配なし） | [ストレングス・強味] 何とか持ちこたえているのはどうしてか？
○祖父母が本家庭の階上に住み，保育園等の送迎を頼める。
○週1日，近隣市の障害児放課後等デイサービスを利用している。
[Safety Goals] 将来に何を望んでいるのか。
○母子ともに落ち着いた生活を望んでいる。
[緊急対応の必要性]
□　あり
⊕　なし
[面接者の判断]
□　今回の電話・面接で終了（情報提供・傾聴のみ）
⊕　継続対応（アセスメント面接等）の必要あり
□　他機関につなぐ
□　その他（　　　　　　　　　　　　）
[判断の根拠・対応方針]
○実母は子育てに対し，精神的に疲れている。ショートステイを定期的に利用しながら母（祖父母）の負担を減らす。 |

出典）副田あけみ・小嶋章吾編『ソーシャルワーク記録―理論と技法』誠信書房，2006，p.83.

記録の一部である。対象となる子どもと家庭の基本的な情報と相談内容の記述となっている。子どもと家族をめぐる困難な状況の情報だけでなく、家族の持つ強み・ストレングスについても記録されている。また、記録者の「判断」「判断の根拠」の項目も見られる。

[2] 地域支援記録の例

表6-2は社会福祉協議会における地域支援、コミュニティワークの記録の例である。地域福祉活動計画の策定のために開かれた、ある地区での住民懇談会の記録であるが、この前段階として対象地区の人口や高齢化率、社会資源の状況などを把握し、記録しておくことが重要である。

[3] SOAP方式の例

表6-3はSOAP方式の記録についての例と考え方である。SOAPはもともとアメリカの医療現場で医師たちが使い始めたもので[5]、日本では医療・看護分野の経過記録によく用いられている。S（Subjective＝主観的情報）、O（Objective＝客観的情報）、A（Assessment＝分析・評価）、P（Plan＝計画）の4つの項目に沿って記載していく。

[4] その他の記録方式

1981年にアメリカで開発されたPIEは、利用者の抱える社会生活機能における問題の型やその困難度、継続期間などを分類し、コード化して記録するツールである[1]。また、MDSは介護や支援を要する利用者のためのアセスメント方式で、ケアの領域を機能面・感覚面・精神面・健康問題等に分類した約300の項目をチェックしていくことによって利用者の抱える課題を抽出し、ケアプラン作成に資するものである。このMDS方式を再構築するかたちで開発されたものがインターライ方式で、利用者の状態を把握するためのさらなる精緻な「アセスメント表」と、アセスメントで捉えた問題を検討するためのガイドラインが示された「ケア指針」から構成される。その他、「パーソン・センタード・ケア」を実践するために開発されたDCMと呼ばれるものがある。DCMでは、共有スペースにいる認知症を抱える者の連続した行動を6時間以上観察し、5分ごとに記録を行う。そうすることで、生活の質やケアの質を確認・評価しようとする記録方式である。

SOAP方式
Subjective Objective Assessment Plan
SOAPにはさらに、E（Evaluation＝評価）やI（Intervention＝介入）という項目が加わったSOAPEやSOAPIEと呼ばれる方式もある。

分析・評価
assessment
SとOから考えられること。

計画
plan
支援の方針や内容。

PIE
Person-in-Environment

MDS
Minimum Data Set

インターライ方式
国際的な研究組織interRAIによって2009年に開発された。居宅と施設に加え高齢者住宅のアセスメントも整備し、ケア方針もより統合化されたものになっている。

パーソン・センタード・ケア
person centered care
認知症を抱える者を1人の「人」として尊重し、本人中心のケアを提供するという考え方。イギリスの臨床心理学者であったキットウッド（Kitwood, T.）によって提唱された。

DCM
Dementia Care Mapping

表6-2 社会福祉協議会における地域支援、コミュニティワークの記録（例）

○○市地域福祉活動計画　△△地区住民懇談会　記録	平成　年　月　日
	会　場　△△地区福祉館　大広間
	開催日　平成　年　月　日
	PM7：00〜9：00

参加者団体など	△△自治会，△△地区育成会，△△小学校 PTA，△△中学校 PTA，ボランティア団体◇◇，△△地区民生委員協議会，障害者施設○○園自治会，○○商店街連絡会，△△地区医療保健連絡協議会関係者 個人参加の市民 計21名
担当職員	○○○○（社協事務局長）○○○（地域福祉推進課長）○○○（小地域地区担当主事）

内　容

・○○通りの放置自転車がひどく，車いすの通行ができない。なんとかならないか。

・小・中学校への福祉出前講座は大変好評である。続けてほしい。

・社協に言うのもなんだが，JRの踏切がなかなか開かず困る。

・この地域は，大きな病院もなく，診療所も待ち時間が長い。訪問看護などのサービスが充実すると良い。

・ボランティア活動の中心は女性ばかり。中年男性や若い人も地域活動にもっと参加してほしい。

・△△通りは街灯もなく夜間の通行は不安。自治会でも見守りなどをしているがなんとかならないか。

○社協より（備考欄）
いろいろと意見が出された。行政などに意見が出たことを報告するものもあるが，社会福祉協議会として，事業として展開できそうなことなどもあり，今後の地域活動に反映できるものを検討していく必要がある。

（記録者　○○○○）

（フォーマット：国立市社会福祉協議会作成）

出典）副田あけみ・小嶋章吾編『ソーシャルワーク記録─理論と技法』誠信書房，2006，p.158.

表6-3 SOAP方式の記録（例と考え方）

S	最近どうですか、という問いに「とても調子いいわよ」と答えた。	
O	同居の娘は「こんなこと言ってますけど、夕べも一晩中家じゅうひっくり返して大変だったんです」と語った。娘がそう話している間も本人はずっと笑顔だった。	
A	本人は認知機能が低下しており、かつ自覚がない様子である。一方、家族は疲弊が見られる。	
P	当面の自宅生活を維持するために	目標
	本人の体調変化について関係者と情報共有する。	手段
	家族をサポートする。	

出典）八木亜紀子『相談援助職の「伝わる記録」―現場で使える実践事例74』中央法規出版，2019，p.23.

C. 記録の課題

［1］記録とIT化

IT
Information Technology
情報技術。

ICT
Information and Communication Technology
情報通信技術。

　IT、そしてさらに広い意味を持たせたICTという言葉もしっかり社会に定着しつつある今日、ソーシャルワークの記録は電子化が日常化し、特に介護保険関係ではさまざまな電子記録システムが開発されている。これらは記録業務に要する時間の短縮や、情報共有の作業の平易化などメリットが多い一方で、入力ミスやデータの漏洩・紛失、改ざん等の問題も起きている。システムが高度化し、一度大きなエラーが起こると復旧に手間取るといったことや、操作の不得手な人の場合はかえって作業効率が悪くなるという状況も見られる。紙媒体の記録でも基本的には同じであるが、データの正確性や保管・管理の徹底、記録の重要性への認識を高める教育などが今後の課題の1つといえる。

［2］記録と個人情報保護

　2015（平成27）年に個人情報保護法が改正され、小規模事業所も「個人情報取扱事業者の義務」を負うこととなった。個人情報の取扱いについては、ますます細心の注意を払わなければならない状況となっている。ケーグルは記録に関するプライバシー保護の原則として以下を挙げている[6]。

（1）秘密保持の原則

　第三者に対して、個人を特定できないようにすること。

(2) 制限の原則

個人情報の収集や文書化、その保管期間を制限すること。

(3) アクセスの原則

当事者が記録にアクセスできるようにすること。

(4) 匿名性の原則

教育や研究などの特定の目的に使用される場合、個人を特定できないようにすること。

　上記の「(3) アクセスの原則」にあるように、個人情報は厳密に守られなければならない一方で、利用者からの**記録の開示請求**があった場合には、原則として応じなければならない。これは社会福祉士・精神保健福祉士の倫理綱領においても規定されていることである。このことから、ソーシャルワークの記録はまず、利用者が読んでも理解できるよう配慮されたものでなければならない。専門用語の羅列や業界独自の略語のようなものは避けることが必要となる。これは他の職種の関係者と情報共有する可能性を考えても、重要なことであるといえる。

　さらに、利用者本人が読むことを考えた場合、表現の方法にも注意を払わなければならない。利用者の名誉を傷つける可能性のある言葉になっていないか、普段から支援者同士で確認することが重要である。

[3] より良い記録のあり方に向けて

　これまで見てきた通り、ソーシャルワークの記録とは、単なる"業務のうちの1つ"ではなく、支援・介入活動の根拠を示し支援の質の向上を図ることにつながるものである。また、支援者にとっては適正に支援を遂行したことを証明する、非常に重要なものといえる。利用者に対してより適切な支援を行っていくため、支援者がこれまで以上に、積極的に利用者や家族とともにプランニングシートやモニタリングシートを作成する、"**ともに作る記録**"という方向が目指されなければならない。

　また、より良い記録を作成するためには、情報を収集する能力や情報を適切に判断する分析力、適切な言葉を選択する表現力などを身につけることが、支援者に求められる。さらに、支援者が所属する機関や施設には、支援者がゆとりを持って支援の振り返りと記述ができるよう、「記録のための時間」を確保する努力が求められる。より良い記録のあり方を考えることは、より良い支援、より良い支援者・支援機関のあり方について考えることと同義だといえよう。

注）
(1) 副田あけみ・小嶋章吾編『ソーシャルワーク記録―理論と技法』誠信書房，2006，pp.3-5，pp.47-48，p.51.
(2) ケーグル，J. D. 著／久保紘章・佐藤豊道監訳『ソーシャルワーク記録』相川書房，2006，pp.2-7.
(3) 八木亜紀子『相談援助職の記録の書き方―短時間で適切な内容を表現するテクニック』中央法規出版，2012，pp.10-11.
(4) 柳澤孝主・坂野憲司編『相談援助の理論と方法 II［第3版］』社会福祉士シリーズ8，弘文堂，2009，p.122.
(5) 八木亜紀子『相談援助職の「伝わる記録」―現場で使える実践事例74』中央法規出版，2019，p.22.
(6) 小嶋章吾「ソーシャルワーク実践における記録」北島英治・副田あけみ・高橋重宏・渡辺律子編『ソーシャルワーク実践の基礎理論』有斐閣，2002，p.215.

引用参考文献
● 岩間文雄編『ソーシャルワーク記録の研究と実際』相川書房，2006.
● ソーシャルワーク研究所編『ソーシャルワーク研究―社会福祉実践の総合研究誌』41巻1号，相川書房，2015.
● 「interRAI JAPAN」ウェブサイト.

▌理解を深めるための参考文献

●副田あけみ・小嶋章吾編『ソーシャルワーク記録―理論と技法』誠信書房，2006.
ソーシャルワーク記録の小史から多様な分野の実践事例まで、記録について幅広く学ぶことができる。現場で記録業務を実践している著者が多く、実際のアセスメントシートなどが資料として豊富に掲載されている。

●八木亜紀子『相談援助職の記録の書き方―短時間で適切な内容を表現するテクニック』中央法規出版，2012.
アメリカで臨床ソーシャルワーカーとして働いていた著者が経験した、ソーシャルワークの記録をめぐるさまざまな問題（記録開示請求や監査問題など）が記されており、リスクマネジメントの一環としても記録について考察することが重要であると理解できる。

●大谷佳子『対人援助の現場で使える・聴く・伝える・共感する技術便利帖』翔泳社，2017.
利用者とのコミュニケーションに関する技術について、聴く姿勢や共感を伝える声かけ方法などを具体的に学ぶことができる。特に支援記録に関して、より良い記録に必要な利用者との豊かな相互作用のあり方を実践的に学ぶことができる。

●八木亜紀子『相談援助職の「伝わる記録」―現場で使える実践事例74』中央法規出版，2019.
記録における言葉遣いや表現方法について、非常に幅広い事例を取り上げ、どのように修正すべきかを詳細に示している。記録の仕方について学べるだけでなく、多分野の支援実践について理解を深めることができる。

コラム 記録の本質とは

　それなりの経験年数を有するソーシャルワーカーでも、実習を終えたばかりの学生でも、「記録作業は苦手」とこぼす人は少なくない。文章を書くことに苦手意識を持つ人が比較的多いためか、「利用者さんとコミュニケーションをとることは好きだし得意だけれど、記録は嫌いで……」という声をよく耳にする。確かに記録にはある程度の時間と労力を要するため、"少し面倒に感じる"という気持ちは理解できる。しかし、記録とは「支援活動の後の作業」なのではなく、「支援活動そのもの」なのだと捉え直すことが必要である。今日一日、利用者がどのような言動をしていたか、その理由について自分はどう解釈しどのような働きかけをしたのか、その結果として利用者のどのような反応が見られたのか、それは明日のどのような支援につながっていくのか……。「記録を書くことは、支援活動そのものなのだ」と気づいた時、「利用者さんとのコミュニケーションは好きだし得意だけど、記録は嫌いだし苦手」というのは、「本当は成立しないのだ」と知ることになるであろう。

第7章 ソーシャルワークにおけるケアマネジメント

慢性疾患や障害のある利用者などに対する支援方法として、わが国でも活用されているケアマネジメント。本章では、ケアマネジメントの意義・目的を理解し、そのプロセスや留意点を学んでいく。ケアマネジメントを実践する上で必要となる視点や、ケアマネジメントのモデルについても理解していく。

1

ケアマネジメントが生まれた社会的背景を把握しつつ、ケアマネジメントの定義、意義・目的を確認し、全体像を理解する。

2

ケアマネジメントにおける対象者の特徴を把握しつつ、ケアマネジメントプロセスのインテーク、アセスメント、計画作成などといった各段階における目的、方法、留意点を理解する。

3

ケアマネジメントを実践していく上での重要な視点や、ケアマネジメントのモデルを理解する。

1. ケアマネジメントとは

A. ケアマネジメントの起源

　ケアマネジメントは、1970年代のアメリカにおける精神障害者の地域生活への移行、いわゆる**脱施設化運動**によって生まれてきたと考えられている。当時のアメリカは精神障害者の**コミュニティケア**を推進するため、精神科病院のベッド数を削減するという方法をとった。その過程で、精神障害者が地域で生活を継続していくためには、2つのことが必要であることがわかった。1つは地域で生活する上で必要な住宅があること、もう1つは精神障害者の医療、就労、介護、生活不安などのさまざまな課題にどのように対応していくか、ということである。精神障害者が地域で生活しようとすると、さまざまな生活上のニーズが発生する。その際、医療は医療、就労は就労、介護は介護といったように、それぞれの相談機関に行かなければサービスを受けることができず、さまざまな社会資源を活用できないことにつながり、結果として精神障害者の地域生活は困難なものになってしまっていた。そのため複数のニーズをもつ精神障害者に、1つの相談窓口で対応することが必要とされ、ケアマネジメントが生まれたのである。その後、アメリカでは精神障害者の領域だけではなく、高齢者や障害者、被虐待児童、**マネジドケア**などの領域にも活用されていったのである。

B. ケースマネジメントとケアマネジメント

　1970年代のアメリカで生まれた**ケースマネジメント**という手法は、その後イギリスでも活用されていく。イギリスでは1990年に制定された「国民保健サービス及びコミュニティケア法」の下、ケアマネジメントという仕組みを制度化している。コミュニティケアを推進していくため、自治体ソーシャルサービス部にケアマネジャーを配置して、ケアプランの作成を実施したのである。

　ケースマネジメントではなく、ケアマネジメントという用語になった理由は、「ケース」という用語には冷たい響きがあったり、マネジメントするのは「ケース（事例、利用者）」ではなく、「ケア」であったりすることからケアマネジメントという用語がイギリスでは使用された[1]。また、ケ

ケアマネジメント
care management
アメリカではケアマネジメントという用語ではなく、ケースマネジメントという用語が使用されていた。後述するように、イギリスやわが国ではケアマネジメントという用語を使用している。現在では、ケースマネジメントも、ケアマネジメントも、あるいはケアコーディネーションも、意味や内容は同じであり、同義語として考えられている。

マネジドケア
managed care
アメリカで創設されたサービスを効率化し、医療費を抑制することを目的とした医療保険システムのこと。

アマネジャーの個別的なかかわりや治療的介入支援を実施する傾向を抑制して、ケアを要する状況に関与することを強調するために変更されたという説もある[2]。

C. ケアマネジメントの定義

ケアマネジメントにはさまざまな定義がある。わが国におけるケアマネジメント研究の第一人者である白澤によれば、ケアマネジメントは「対象者の社会生活上での複数のニーズを充足させるため適切な社会資源と結びつける手続きの総体」[3]と定義づけている。また、マクスリーは「多様なニーズをもった人々が、自分の機能を最大限に発揮して健康に過ごすことを目的として、フォーマルおよびインフォーマルな支援と活動のネットワークを組織し、調整し、維持することを計画する人（もしくはチーム）の活動」[4]と定義づけている。ケアマネジメントの定義は多様であり、これを1つにまとめることは困難である。それぞれの論者の定義の違いから、ケアマネジメントの着眼点の相違や奥深さを学ぶことが重要である。

D. ケアマネジメントの意義と目的

これまでみてきたケアマネジメントが生まれた背景や定義から、ケアマネジメントは、「利用者のニーズに即してさまざまなサービスを調整・提供することによって、利用者が地域で自立した生活を継続して営むことができるように支援すること」と理解することができる。疾病や障害があっても、生活上にさまざまな困難があっても、利用者本人らしく**自立**した生活を営むことで、**QOL**の向上が可能になる。ケアマネジメントの大きな目的には、利用者の自立とQOLの向上があるといえる。以下、簡単ではあるが、自立とQOL向上のポイントを確認しておきたい。

QOL
quality of life
生活の質、生命の質、人生の質などと訳される。

自立といっても、身体的な自立、精神的な自立、経済的な自立、社会的な自立など、さまざまである。利用者の生活を支援するケアマネジメントにおいては、色々な自立を考えなければならない。特に、疾病や障害などがあって生活の中にさまざまな困難が生じると、利用者は**ADL**が低下したり、生活に対する意欲が低下したりするため、利用者がどのような生活をしたいのかということに着目し支援していくことが必要となる。一方のQOLの向上に関しては、利用者の自己選択・自己決定が重要となる。QOLは個人の感じ方、いわゆる主観的指標であり、利用者自らが選択・判断した生活でなければ、利用者の生活の質の向上は達成できない。そし

ADL
activities of daily living
日常生活動作と訳される。食事、排泄、入浴、着脱などの一連の生活動作を指す。

て人間は社会的な存在であり、他者との交流や社会的役割が保たれている
状態こそが QOL を向上させる基盤となっていることを忘れてはならない。

　自立も QOL の向上も利用者個々で異なるものであり、ケアマネジメン
トにおいては利用者にとっての自立や QOL の向上を一緒に考え、"**利用
者主体**" で支援していくことが重要となる。

2. ケアマネジメントの対象とプロセス

A. ケアマネジメントの対象

　ケアマネジメントは、さまざまな国の児童、障害者、高齢者、貧困状態
にある者、薬物乱用者など多くの分野で活用されている手法である。その
対象はさまざまであるが、ケアマネジメントは高齢者や障害児者といった
長期ケアを必要としている人に特に適しているといわれている(1)。また野
中(5)は、利用者の状態が重く、急いでいる場合は危機介入であり、状態が
重いものの急がない場合がケアマネジメントに適した対象者であり、地域
社会において長く障害をもち、自ら十分に表現できない人びとがケアマネ
ジメントの対象であるとしている。

B. ケアマネジメントのプロセス

　ケアマネジメントのプロセスは**図7–1**のように、①ケースの発見、②イ
ンテーク、③アセスメント、④ケアプランの作成、⑤ケアプランの実施、
⑥モニタリング、⑦評価、⑧終結という流れとなる。以下、各段階での活
動や留意点を確認する。

［1］ケースの発見

　前述したように、ケアマネジメントは長期的なケアを必要としている利
用者に適しているといえるが、ケアマネジメントを実践していく中で、そ
の利用者をいかに早期に発見するかが重要となる。地域の住民から連絡が
あったり、病院や行政機関から依頼があったりすることもある。無論、利
用者や家族から直接連絡がくることもある。しかし、利用者や家族は生活
に困難を抱えていても、サービスを利用できることを知らなかったり、ど

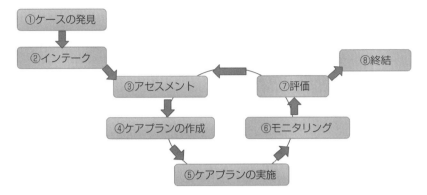

図7-1　ケアマネジメントのプロセス

①ケースの発見 → ②インテーク → ③アセスメント → ④ケアプランの作成 → ⑤ケアプランの実施 → ⑥モニタリング → ⑦評価 → ⑧終結

こに相談すればいいのかわからなかったりすることもあるため、**ケアマネジャーがアウトリーチ**活動を行い、積極的にケースを発見できるような取組みが必要となる。具体的には、広報活動、関係機関との情報交換、地域イベントへの参加、窓口の設置などが挙げられる。ケースの発見が遅れ、利用者の状態が悪化してから発見されることがないように、問題の重度化予防をしていくことが必要である。

[2] インテーク

　初回面接、受理面接などと同義語であるインテークでは、利用者との関係形成を図りながら、利用者の疾病や心身状態、生活状況、主訴、利用者を取り巻く環境、家族の状況なども含めて、多面的に情報を収集していく。さまざまな情報を集めるには、観察が重要になってくる。観察は利用者と出会った瞬間から始まっており、利用者のあらゆる側面を観て、感じて、記録していくこととなる。限られた面接時間の中で、どのように利用者に語ってもらうかがポイントである。

　また、情報収集しながら、**スクリーニング**の作業をすることも必要になる。利用者は本当にケアマネジメントを実施して、地域生活を継続していくことが必要なのか。場合によっては、地域でサービスを利用しながら生活するよりも、病院に入院して医療的対応を優先した方がよいこともある。ケアマネジメントの対象外であると判断された場合は、各機関にアクセスできるように紹介したり、仲介したりする。その際にも、利用者から得た情報は記録に残し、利用者が安定した状態となり、再びケアマネジメントを希望した場合に、スムーズに対応できるように準備しておく必要がある。スクリーニングの結果、ケアマネジメントを実施していくことが適切であると判断されれば、利用者と契約を結び、ケアマネジメントを実施してい

アウトリーチ
outreach という英語は、手を伸ばすことを意味する。福祉学的には、問題を抱えた利用者が住む地域社会や生活空間に出向いて、相談援助を実施することをいう。

インテーク
intake

スクリーニング
screening

くことになる。

［3］アセスメント

　アセスメントはインテークで集めた情報などをもとに、利用者のニーズ
を導き出す段階である。**アセスメントシート**などを活用しながら、利用者
の情報を多面的に集め、利用者の全体像を理解した上で、利用者のニーズ
を導き出していく。ケアマネジメントのプロセスにおいて、この利用者の
ニーズ把握が適切に行われなければ、後々ケアプランの作成、実践が行わ
れても的外れなものとなり、利用者の生活上の困難は解決しないことにな
ってしまう。

　ニーズにも、利用者の主訴や要望といったフェルトニーズ、専門職が捉
えるノーマティブニーズなどがあり、ケアマネジャーはフェルトニーズと
ノーマティブニーズが一致するように支援することが必要となる。利用者
が望む生活を実現するために解決しなければならないことは何か。丁寧に
情報を解釈したり、分析したりする中で、ニーズを理解していくことが重
要となる。

［4］ケアプランの作成

　利用者のニーズを導き出したら、ケアプランの原案を作成する。ここで
は、アセスメントの段階で明らかになった利用者のニーズを解決し、利用
者が自立した地域生活を継続できるように、目標を設定し、それを達成し
ていくために必要なケアパッケージを考えることとなる。長期目標は利用
者が最終的に、もしくは中長期的に目指す状態であり、短期目標は長期目
標を達成するための通過点と考えることができる。いつまでに、どのよう
な状態になっているのか、期間を区切った段階的な目標設定が必要となる。
目標を設定する際のポイントには、①利用者の視点に立った目標、②実現
可能な目標、③利用者が取り組むことができる目標、④観察または測定可
能な目標、などがある。利用者が不快に感じる表現は避け、設定すること
が必須となる。

　また、利用者にはニーズが複数あることが多く、それぞれのニーズに即
してケアプランを考えていく必要がある。**フォーマルなサービス**だけでは
なく、**インフォーマルなサービス**も組み込み、利用者本人や家族の役割も
ケアプランの中に位置づけていくとよい。

　ケアプランの原案が作成されたら、利用者本人、家族、原案に関係する
サービス事業所（各専門職）の職員などが集まり、**カンファレンス**を開催
する。ケアマネジャーはカンファレンスの参加者にケアプランの原案を説

明しながら、それぞれの立場から意見をもらい、ケアプランが利用者のニーズに即したものになっているかなどを再度確認して、ケアプランを確定させていくことになる。換言すれば、ケアプラン作成のプロセスに、利用者本人や家族、他専門職も参加してもらうということである。

［5］ケアプランの実施

　ケアプランが正式に決定すれば、いよいよ実践の始まりである。ケアマネジャーは作成されたケアプランに沿って、サービス提供がなされるように調整する。他のサービス機関はケアプランに沿って、それぞれの**個別援助計画**（例：訪問介護計画、訪問看護計画、通所介護計画など）を作成し、実践していくことになる。

［6］モニタリング

　モニタリングはケアプランを実施しながら、定期的に利用者のニーズに即したサービスが提供されているか、確認していく段階である。他にも、サービスや支援の効果の確認、利用者や家族の意見・考えの聞き取り（代弁）、サービス機関間の連絡調整、ケアプラン変更の必要性の有無を判断していく。具体的には、家庭訪問、電話連絡、利用者がサービスを利用している際に訪問するなどの方法がある。

モニタリング
monitoring

［7］評価

　モニタリングをしながらケアプランの実践を継続していくと、ケアプランの作成時に設定した目標を評価する時期がくる。ケアプランによって利用者のニーズを解決することができたのかなどを評価するのである。具体的には、サービスの種類は適切であったか、サービスの内容・量・質は適切であったか、目標設定は適切であったか、総合的な援助方針に間違いはなかったか、そもそも利用者のニーズの設定は適切であったかなど、利用者の視点に立ってケアプランを評価する。利用者の心身状態が変化したり、環境が変化したりすることもあり、ニーズが解決されなければ、再度アセスメントの段階に戻ることになる。対象者が高齢者や障害者の場合は、慢性疾患があったり、治癒することが困難な疾病・障害があったりするため、再アセスメントを行いケアマネジメントのプロセスが繰り返されることがある。

［8］終結

　利用者のニーズが解決され、サービスや支援の必要がない状態であると

判断されれば、ケアマネジメントは終結することになる。他にも、利用者が他界したり、病院に入院したりする場合などによって終結を迎えることがある。

3. ケアマネジメント実践における視点とモデル

A. ケアマネジメント実践における視点

　ケアマネジメントを実践していく過程で、ケアマネジャーが留意しなければならない視点は多い。たとえばケアプランを作成する際、利用者の疾病、障害、症状、老化現象などのマイナスの情報だけではなく、プラスの側面、つまり本人の能力や強み、長所、趣味などに着目していくことが必要となる。そのような**ストレングス**はケアマネジメントにとって必要不可欠な視点であるといえる。また、ストレングスを前提としたエンパワメントもケアマネジメントには必要な視点となる。**エンパワメント**の概念定義は、ケアマネジメント同様に確立されているわけではないが、おおむね「本来の力を失っている人びとが、自らの問題や障害を解決するための力（技術）を身につけていくプロセスであり、そのプロセスを支援すること」と考えることができる。ケアマネジメントは正に利用者のエンパワメントを実現していくための手法であるといえる。この点については他の章にて詳細に論じられているため、ここではアドボカシー、チームアプローチ、社会資源の開発というケアマネジメントに必要な視点について確認する。

エンパワメント
empowerment

[1] アドボカシー

　アドボカシーとは代弁、権利擁護などと訳され、利用者自らニーズを表明できなかったり、利益を主張できなかったりする場合に、訴えることが困難な利用者に代わって、社会（行政や制度）やサービス機関に訴え、変化を求めることをいう。ケアマネジメントのプロセスにおいて、ケアマネジャーは利用者の自己決定を尊重して支援することが求められているが、利用者が声にすることができない主張や訴えに耳を傾けていく必要があり、アドボカシーと関連する。また、利用者の声にならない思いを社会に向けて発信していくことも、ケアマネジャーの役割の1つであるといえよう。なお、利用者に代わって声を上げていく人をアドボケイトという。

アドボカシー
advocacy

[2] チームアプローチ

　現在は多職種連携の時代といわれている。これまで医師の指示のもと行われてきた支援が、利用者のニーズが多様化することでさまざまな専門職が力を合わせて支援していく方向へと変化してきている。チームアプローチとは、保健・医療・福祉の対人援助職や、民生委員、地域住民、NPO団体なども含めて1つのチームとなり、利用者のニーズの解決に向けて取り組むことを指している。そのため、支援の目標や方針を共有して、メンバー間の連絡・調整を行い、それぞれの役割を明確にすることが重要になる。

　近藤[6]は、チームをつくって仕事をする目的は1人ではできない仕事をするため、あるいは1人ですべてを行うよりも効率的に仕事をするためであると説明し、その目的を果たすためには分業（分担）と協業（統合）が必要であるとしている。つまり、チームアプローチ（分業）をしていくためには、ケアマネジメント（統合）が必要なのである。ケアマネジメントはチームアプローチを実現可能なものにしていく手法であるといえる。

[3] 社会資源の開発

　ケアマネジメントは、利用者の自立した地域生活を支援するため、フォーマルなサービスだけではなく、インフォーマルなサービスも投入していく。しかし、利用者のニーズに即したサービスが必ずしも利用者が住む地域にあるとは限らない。また、生活上の困難には時として個別性の高いニーズも存在する。利用者のニーズに即したサービスが利用者の地域にない場合は、地域に新しいサービスをつくっていくという社会資源を開発する機能がケアマネジメントにはある。換言すれば、利用者への支援だけではなく、地域社会に働きかけていくこともケアマネジメントの大切な機能の1つなのである。

B. ケアマネジメントのモデル

　これまで述べてきたケアマネジメントにも、多様なタイプがあり、それらを整理するため、いくつかの分類・モデルが紹介されている[7]。シンプルな分類法として渡部[8]は利用者主導モデルとサービス提供者主導モデルを紹介しているが、ここでは白澤[1]が紹介しているケアマネジメント・プログラムの3つのモデル（**表7-1**）について確認したい。

　この3つのモデルはケアマネジメントが実施する内容の範囲を示している。1つ目の最小限モデルは、利用者を発見してアセスメントし、計画を

チームアプローチ
team approach

表7-1 ケアマネジメント・プログラムにおける3つのモデル

最小限モデル	コーディネーションモデル	包括モデル
• アウトリーチ	• アウトリーチ	• アウトリーチ
• クライエント・アセスメント	• クライエント・アセスメント	• クライエント・アセスメント
• ケアプラン	• ケアプラン	• ケアプラン
• サービス提供者への送致	• サービス提供者への送致	• サービス提供者への送致
	• クライエントのためのアドボカシー	• クライエントのためのアドボカシー
	• 直接ケースワーク	• 直接ケースワーク
	• 自然支援システムの開発	• 自然支援システムの開発
	• 再アセスメント	• 再アセスメント
		• 資源開発のためのアドボカシー
		• サービス品質の監視
		• 市民教育
		• 危機介入

出典）白澤政和『ケアマネジメントの本質—生活支援のあり方と実践方法』中央法規出版，2018，p.75 に著者が
点線を追加．原典は，Ross, H. Proceedings of the Conference on the Evaluation of Case Management
Programs, 1980.

立てて、サービス機関に紹介するという範囲である。2つ目のコーディネーションモデルは、最小限モデルにプラスして、直接相談を受けたり、アドボカシーをしたり、再アセスメントを実施していくものである。3つ目の包括モデルは、コーディネーションモデルにプラスして、資源開発の機能、サービスの質の確認、危機介入などをしていくモデルとなる。

注）

(1) 白澤政和『ケアマネジメントの本質—生活支援のあり方と実践方法』中央法規出版，2018，p.3，p.58，p.75.
(2) 副田あけみ「ソーシャルワークのアイデンティティ—ケアマネジメントの展開が及ぼした影響」東京都立大学人文学会編『人文学報』394，83-110，2008，p.94.
(3) 白澤政和『ケースマネージメントの理論と実際—生活を支える援助システム』中央法規出版，1992，p.11.
(4) マクスリー，デイビッド P. 著／野中猛・加瀬裕子監訳『ケースマネジメント入門』中央法規出版，1994，p.12.
(5) 野中猛『図説ケアマネジメント』中央法規出版，1997，pp.22-23.
(6) 近藤克則『医療・福祉マネジメント—福祉社会開発に向けて』ミネルヴァ書房，2007，p.87.
(7) 久保紘章・副田あけみ編『ソーシャルワークの実践モデル—心理社会的アプローチからナラティブまで』川島書店，2005，pp.163-166.
(8) 渡部律子『「人間行動理解」で磨くケアマネジメント実践力』中央法規出版，2013，pp.75-76.

理解を深めるための参考文献

● 白澤政和『ケアマネジメント論―わかりやすい基礎理論と幅広い事例から学ぶ』ミネルヴァ書房，2019.

　理論編と実践編（事例）に分かれており、入門者にわかりやすく解説されている。

● 白澤政和『ケアマネジメントの本質―生活支援のあり方と実践方法』中央法規出版，2018.

　ケアマネジメントのことを学びたい・理解したいと思ったら、まず手にとってほしい文献である。

地域包括支援センターの主任ケアマネジャーとして勤務している頃、地域のケアマネジャーから依頼を受け、病院を退院して在宅生活をする利用者の一時帰宅に立ち会うこととなった。

利用者は、男性、80歳、要介護4。脳梗塞の発症により入院治療を受けていたが状態が安定したため、医師から退院の許可がでたとの事。脳梗塞による左片麻痺があり、立位は支えがあれば可能だが、歩行は困難で車いすを使用。食事は食べこぼしが多く一部介助が必要。排泄は、日中はトイレ介助で、夜間はオムツ交換。衣服の着脱は全介助が必要な状態。認知症状はなく、意思疎通は可能な方である。

主介護者である妻（75歳）は、疾病はなく、在宅介護に意欲的な方である。子どもはおらず、いわゆる老老介護で在宅生活をしていくという。担当のケアマネジャーは本人・妻の意向を確認し、住宅改修（介護保険外を含む）を利用して、部屋の出入口の段差解消、トイレ内の手すりの設置、車いすのまま利用可能な洗面所の設置（総額は80万円）をするとのことであった。他にも、週4回の通所介護の利用を本人・妻が希望しており、担当のケアマネジャーもその通りのサービスを調整していくということであった。

しかし、利用者は会話の途中に痰をからませることが多々あり、病院では微熱が出ることもあるとの話があった。私は、大規模な住宅改修は在宅生活が安定してからでも遅くないのではないか、通所介護も退院後にすぐに週4回利用するのではなく、最初は訪問系サービスを併用しながら様子観察を行い、徐々に通所介護を増やしていくことが安定した在宅生活につながるのではないかと提案したが、予定通り住宅改修が施工され、退院することになった。

退院後2日は安定した状態で過ごしていたが、3日目より痰がらみがひどくなり、5日目には意思疎通が困難な状況となり、再度救急車で病院に搬送され、入院することになってしまった。確かに本人・家族が希望した通りのサービス調整だったかもしれない。しかし、本人・家族が希望した在宅生活ができるように、ケアマネジャーが利用者のニーズを把握できていたかといえば、それには疑問が残る。本人・家族はどのような生活を希望して、どのようなニーズをもっているのか。利用者の欲しがっているサービスではなく、利用者のためになるサービスを調整することが求められているのである。

第8章 集団を活用した支援

人は生まれたときから集団に属するため、グループワークは多様な場面で活用されている。ジェネラリスト・ソーシャルワークが体系化された現在においても、グループワークは重要な援助方法といえる。本章では、グループワークの意義と目的、原則を理解した上で、援助技術やセルフヘルプグループについて多様な視点から具体的に学ぶ。

1

グループワークの歴史的背景を理解し、その意義と目的、グループワークの展開過程で生じるグループダイナミクスについて確認する。

2

グループワークの展開過程には、さまざまな要素が影響する。グループワークの原則と活用する援助媒体について理解を深める。

3

グループワークには、準備期から終結・移行期に至る展開過程に必要な固有の過程技術と全過程に共通する技術がある。それぞれの具体的な技術と方法について理解する。

4

セルフヘルプグループの特徴を理解するとともに、援助者の役割について考える。

1. グループワークの意義と目的

A. グループワークとは

人はこの世に生まれた瞬間から家族という集団の一員となり、その後、学校での集団生活やクラブ活動、友人といったさまざまな小集団に属しながら、成長していく存在である。小集団（small group）の成立条件として、①体面的な関係（face-to-face）にあること、②成員の間に相互作用（interaction）が行われていること、③成員相互の間に個人的な（as a individual person）印象や知覚を有すること、という3つの条件[1]がある。家族や友人などの小集団をはじめ、学校や職場などの組織集団もこの条件に該当する。人は社会的存在である以上、さまざまな集団に属し集団からの影響を受けながら成長していくといえる。

グループワークとは、**グループ**を活用して個々のメンバーの成長やメンバーの抱える課題の解決に向けた専門的な援助技術体系を意味する。そこには、グループワーカー（以下、ワーカー）という専門職が存在し、専門的な援助技術を活用していく。その目的は、仲良しグループや楽しいグループをつくることではなく、グループを媒体として、個々のメンバーを援助することである。つまり、グループづくりが目的ではなく、あくまでも手段として活用することを意味する。

B. グループワークの歴史的背景

グループワークは**セツルメント**と青少年指導という2つの源流に遡ることができる。特に、セツルメントで実践されたクラブ活動は、グループワークの発展に寄与した。アメリカのシカゴに創設された**ハル・ハウス**では、教育学者である**デューイ**により、集団教育がグループ活動に取り入れられ、ソーシャル・グループワークとして発展する基礎となった。1923年には、ウェスターン・リザーブ大学の応用科学大学院で最初のグループワークのコースが開設され、その後、さまざまな大学やYMCAに専門スタッフを養成するためのコースが広まっていった。

その後、**ケースワーク**、グループワーク、**コミュニティ・オーガニゼーション**を統合するジェネラリスト・ソーシャルワークの台頭により、教育

機関では基礎的（generic）な内容の教育が行われるようになった。

　日本におけるグループワークの始まりもまた、岡山博愛会やキングスレー館などのセツルメント活動であるといわれている。本格的に日本に紹介されたのは、1949（昭和24）年に実施されたグループワーク講習会である。その後、グループワークは、YMCAや社会福祉施設などで広く活用されるようになり、発展することとなった。

C. グループワークの定義

　ソーシャルワーカーが多様な生活課題に適切に対応するには、さまざまな方法や技術の習得が必要であり、グループワークはその主要な方法の1つになる。グループワークにおける課題解決の主体は、グループの参加者（メンバー）である。グループの力動を活用しながら、メンバー自身が課題解決をしていくプロセスを側面的に支える役割をワーカーは担っている。

　グループワークの定義は時代とともに変化してきた。以下、主な定義を示す[2]。

（1）ニューステッターによる定義（1935年）

　グループワークとは、任意的団体を通じて、個人の発達と社会的適応とを強調する教育的な過程であり、かつ、この団体を社会的に好ましい諸目標を拡充する手段として用いるものである。

（2）トレッカーによる定義（1948年）

　ソーシャル・グループワークは、社会事業の一つの方法であり、それを通して、地域社会の各種の団体の場にある多くのグループに属する各人が、プログラム活動の中で、彼らの相互作用を導くワーカーによって助けられ、彼らのニードと能力に応じて、他の人々と結びつき成長の機会を経験するものであり、そのめざすところは、各人、グループ、及び地域社会の成長と発達にある。

（3）アメリカ・グループワーカー協会（AAGW）による定義（1949年）

　グループワークとは、グループワーカーが、グループの相互作用とプログラム活動によって、個人の成長と、社会的に望ましい目的の達成とを援助できるような方法であり、さまざまな型のグループの機能を可能にするための方法である。

（4）コノプカによる定義（1963年）

　ソーシャル・グループワークとは、社会事業の一つの方法であり、意図的なグループ経験を通じて、個人の社会的に機能する力を高め、また個人、集団、地域社会の諸問題により効果的に対処し得るよう、人びとを援助す

ワーク、グループワーク、コミュニティ・オーガニゼーションの共通基盤を明らかにし、一体化したソーシャルワークの体系。

ニューステッター
Newstetter, Wilber
1896〜1972
グループワークとコミュニティ・オーガニゼーションの連結を主張し、「インターグループワーク説」を強調した。グループワークの教育と実践に大きく貢献した人物。

トレッカー
Trecker, Harleigh Bradley
1911〜1986
青少年の健全育成などの社会教育の領域で行われるグループワークの理論的基礎を築いた。

アメリカ・グループワーカー協会
AAGW: American Association of Group Workers

コノプカ
Konopka, Gisela
1910〜2003
アメリカにおけるグループワークの理論の形成に貢献した人物。グループの個別化の原則、参加の原則、葛藤解決の原則、制限の原則などグループワークの14の原則を示した。

129

福田垂穂
1924〜2002

るものである。

　日本においては、1964（昭和 39）年に**福田垂穂**が「グループワークとは、ケースワーク、コミュニティオーガニゼーション等、他の基本的方法と並んで、これらの遂行に必要な、原理、倫理、知識または目標を等しくしながら、集団と、集団のもつダイナミックスを意識的に利用しつつ、これに参加するメンバーを、内側からも民主的人格に変容させ、その集合としての社会そのものをも、不断に向上させようとする過程」と定義した。

D. グループワークに作用するグループダイナミクス

　グループワークを展開する際に、グループダイナミクスに関する理解は欠かせない。グループダイナミクスは、集団力学ともいい、**レヴィン**によって創始された。集団生活や集団活動において、その集団やメンバーの活動特性を規定している要因などを分析し、研究する学問領域である。

　グループワークに作用するグループダイナミクスの基本特性として、①**グループの発達**、②**交互作用**、③**リーダーシップ**、④**集団規範**、の 4 点について概説する。

［1］ グループの発達

　グループは 1 つのシステムとして捉えることができる。個々のメンバーの集まりであるグループは、1 つのものとして落ち着き、まとまろうとする働きがあり、グループそのものも発達する。当初は面識のなかったメンバーの集まりであったグループも、時間が経過する中で変化していく。グループからメンバーが抜けたり、新たなメンバーが加わることでグループの雰囲気が変わることは、グループの発達に伴う影響である。グループは、プラス方向の発展的変化だけでなく、衰退に向かう変化もある。ワーカーにはその両方の変化を捉える視点が求められる。

　グループの発達は、グループ全体の変化とメンバー個々の変化が、相互に影響を与えながらもたらされる。グループには、グループらしさを増していく発達の段階と、硬直し衰退していく段階とがあり、発達の段階にあるグループはメンバーの成長と変化を促す効果的な媒体となりうる。

［2］ 交互作用

　相互作用は、二者間における関係性を示し、交互作用は、三者以上の間に生じる関係性を示す。二者間に影響を与え合う相互作用は交互作用の構成要素であり、相互作用の集合体が交互作用となる。グループワークにお

グループダイナミクス
group dynamics
集団力学。レヴィンによって創始された学問。集団や人間関係を力動的な相互依存関係として、グループワークに大きな影響を与えた。

レヴィン
Lewin, K.
1890〜1947
心理学者で、マサチューセッツ工科大学にグループダイナミクス（集団力学）研究所を創設した。リーダーシップ研究や場の理論で知られている。

ける関係性は、一人ひとりのメンバーがグループ全体に影響を与え、また、メンバーはグループからの影響を受けるという特質をもつ。グループワークのプロセスの中で、メンバー同士の交互作用を通して、他のメンバーを変えながら、同時に自分自身も変わる体験をしていく。交互作用は、グループ内に多様な関係性をもたらすことから、かかわりの方途を格段に広げ、ワーカーの働きかけの可能性もまた広げる。

[3] リーダーシップ

リーダーシップは、かつては指導者としての素質や能力と捉えられ、地位や個人に属する資質と理解されていたが、現在では、グループ活動における機能という捉え方が一般的である。三隅二不二は、リーダーシップPM理論で、課題解決や目標達成を積極的に推し進めるP機能と、グループを友好的に支えようとするM機能に類型化した。

リーダーシップをグループの機能と捉える考え方は、リーダーシップの分かち合いという視点をもたらした。グループワークにおけるリーダーシップは、ワーカーが自ら発揮するよりも、メンバーが相互に発揮しあうことが求められる。グループワークの展開過程で、メンバーのリーダーシップをどのように見出し発揮させるのか、ワーカーの働きかけによって、その展開が大きく異なるといえる。

[4] 集団規範

集団規範とは、グループにおける行動の基準や価値観であり、そのグループにおけるルールである。また、メンバーの行動の基準となるものであり、メンバーがグループの一員として認められるために、グループが独自にもつルールといえる。

集団規範に基づく行動をとることは、そのグループに所属していることを実感できるため、メンバー間の交互作用を円滑にし、グループ自体の維持が図られていく。集団規範は、凝集性を高めるなど効果的に働くだけでなく、時には**集団圧力**としてマイナスの影響を及ぼすこともある。それゆえにグループワークを展開する上で、どのようなルールが有効かを吟味する必要がある。

三隅二不二
1924〜2002

P機能
performance機能の略で、課題達成機能を指す。集団の目的達成や課題を解決することに焦点を当てて発揮する。

M機能
maintenance機能の略で、集団維持機能を指す。集団内のよりよい関係性を維持するために、チームワークの維持や強化に焦点を当てて発揮する。

集団圧力
グループのメンバーであるために、集団規範に従わなければならないというグループからの圧力。

2. グループワークの原則と援助媒体

A. グループワークの原則

　グループワークはソーシャルワークの1つであることから、ソーシャルワークの原則が当然適用される。それを前提に、グループワークの原則として、コノプカによる14の原則が知られている。ここでは、①個別化の原則、②受容の原則、③参加の原則、④体験の原則、⑤葛藤解決の原則、⑥制限の原則、⑦継続評価の原則、について概説する。これらの原則を活用して、メンバーの成長を促していくのである。

　個別化の原則とは、グループの個別化とメンバーの個別化の側面がある。メンバーの集合体であるグループを唯一無二の存在として捉えると同時に、個々のメンバーを固有の存在として認識することである。受容の原則とは、メンバーが抱える課題や背景などを含め、かけがえのない存在として受けとめることである。参加の原則とは、メンバーがグループに参加する意味を見出し、グループに対し「**われわれ意識**」をもてるよう、最大限の参加ができるよう援助することである。体験の原則とは、グループワークにおいて、メンバーが多くの新しい体験ができるよう援助することである。葛藤場面は、成長のチャンスでもある。**葛藤解決の原則**とは、メンバー自身やグループ内で生じる葛藤に対し、自分たちで緩和し、解決できるよう援助することである。制限の原則とは、グループワークを効果的に展開するためのルールを決め、成長や発展を阻害する言動に対し、注意を促し制限を加えることである。継続評価の原則とは、メンバーの変化やグループ活動の過程について評価を継続的に行うことである。

葛藤
複数の欲求が同時にあるものの、それらのすべてを同時に実現することができない状態で、どれを選択するか、決めかねて迷い悩む心理的状態をいう。

B. グループワークの援助媒体

援助媒体
グループワークの援助目標を達成するための道具や手段を意味する。

　グループワークを展開する際に活用する**援助媒体**として、①ソーシャルワーク関係、②メンバー間の対人関係、③プログラム活動、④社会資源、の4点について概説する。

[1] ソーシャルワーク関係
　グループワークの援助関係の基本は、ワーカーとメンバー間のソーシャ

ルワーク関係である。ワーカーはグループを全体として捉え、援助関係を構築すると同時に、グループの一員としてのメンバーを個別化し、それぞれに援助関係を構築する。ワーカーと個々のメンバー間に信頼関係が醸成されることは、メンバーが一人の個人として尊重されることを意味し、グループでの**自己開示**やグループ活動に積極的に取り組めることになる。

[2] メンバー間の対人関係

グループワークでは、グループ内に複数の援助関係が存在し、そこには交互作用が生じる。メンバー間の交互作用は、互いに良い影響を与えあう面だけでなく、時には攻撃や拒否、反感などのマイナスの作用をもたらすことがある。ワーカーは、対人関係にプラスとマイナスの両面性があることを意識し、援助目的に沿ってメンバー間の対人関係が構築できるよう配慮する姿勢が求められる。

[3] プログラム活動

プログラムとは、グループがその目的を達成するために展開する計画の立案から実施、評価に至る全過程を意味し、具体的な活動や行事を「プログラム活動」という。グループワークでは、プログラム活動を通して、メンバーの交互作用を促し、グループやメンバーの課題を解決していく。プログラム活動は、あくまでも課題解決という目的を達成するための手段であることを理解することが重要である。

また、ワーカーがプログラム活動を適切に選択し、展開するための留意点として、①援助目標を達成するのに効果的なプログラムの選択、②年齢や興味、関心、ニーズなど、メンバーの諸条件に合ったプログラム活動の提供、③グループの発達段階に応じたプログラム活動の提供、④個々のメンバーのプログラム活動への参加方法の検討、⑤プログラムの特性ともたらされる効果を理解して提供、⑥計画的にプログラム活動を展開する、の6点[3]が挙げられる。

[4] 社会資源

社会資源とは、グループワークの展開場面で活用する人や物、情報、制度などの総称を指し、**フォーマルな社会資源**と**インフォーマルな社会資源**とがある。ワーカーには、グループワークの展開過程で活用できる社会資源の可能性と限界を知った上で取り組むことが求められる。また、社会資源が十分でない場合、その開発に向けて取り組む姿勢も重要である。

自己開示
自分の情報を相手にありのままに伝えること。コミュニケーションの活性化を図る上でも、重要な要素の1つである。

フォーマルな社会資源
行政、法人、企業など公的な社会資源。利用要件など一定の条件に当てはまれば利用できる。

インフォーマルな社会資源
家族や友人、ボランティアなど私的な人間関係のなかで提供される社会資源。

3. グループワークの展開過程

A. グループワークの展開

コイル
Coyle, Grace
1892～1962
アメリカにおいて教育的
過程を強調したグループ
ワークを形成し、「グル
ープワークの母」と称さ
れた。

ヴィンター
Vinter, Robert D.
1921～2006
アメリカのグループワー
クの研究者。グループを
通して個々のメンバーを
望ましい方向へ治療する
ことに焦点をあてる「治
療モデル」を構築した。

シュワルツ
Schwartz, William
1916～1982
北米を代表するソーシャ
ルワークの研究者。グル
ープワークに「相互援助
システム」という概念を
導入して相互作用（媒
介）モデルを構築した。
個人と社会の関係を「共
生的な相互依存関係」と
規定し、媒介機能を示し
た。

媒介者
mediator
シュワルツは、「個人と
社会がお互いに手を差し
のべる過程を媒介するこ
と」を「媒介機能」とし
て、ソーシャルワークの
専門的機能であると示し
た。

主要なグループワーク理論として、①**社会諸目標モデル**、②**治療モデル**、③**相互作用モデル**がある。社会諸目標モデルは、**コイル**らの伝統を引き継ぐ実践モデルで、グループワークの機能を成熟した市民を育てることに置き、社会参加やコミュニティへの働きかけを重視している。治療モデルは、ヴィンターをはじめとするミシガン学派が中心になって構築した実践モデルで、グループを通して個々のメンバーを望ましい方向に向けて治療することに焦点を当てている。相互作用モデルは、シュワルツによって構築されたモデルで、グループを「相互援助システム」として捉え、ワーカーを**媒介者**として、メンバーとグループの双方に働きかけることによって相互作用関係を促進するものである。

それぞれのモデルによって展開過程のあり方は異なるが、ここではシュワルツの相互作用モデルによるものを示す（**表8-1**）。

準備期は、ワーカーやメンバーが初めて顔を合わせる前の段階である。メンバーのニーズを見出したワーカーは、グループワークの所属機関の合意や、記録のための書式などの準備にとりかかる。

開始期は、メンバーが初めて集まってからグループとして動き始めるまでの段階をいう。メンバーとの援助関係の形成や契約の締結を行い、メンバーがグループの存在意義や活動に参加する意味を確認する段階である。

作業期は、それぞれのメンバーとグループ全体が課題に取り組み、目的達成のために活動を進めていく段階である。グループづくりを始動し、グループが次第に発展し、成熟していく段階である。**グループづくりへの始動**と**相互援助システムの形成**、**相互援助システムの活用**の時期がある。

終結・移行期は、目標が達成されたり、予定回数・期間が経過した場合にグループワークを終結し、必要に応じて次のステップへつなげる段階である。

B. グループワークの援助技術

ソーシャルワークとグループワークの展開過程を対応させる形で整理し

たものが**表8-1**である。グループワークの援助技術には、全過程において用いられる共通技術と展開過程において用いられる過程技術がある。

表8-1　グループワークの展開過程と援助技術

展 開 過 程			援 助 技 術	
ソーシャルワーク	グループワーク		過 程 技 術	共 通 技 術
情報収集 アセスメント プランニング	準備期		・メンバーの情報収集 ・波長合わせ	＊メンバーの個別化 ・問題の個別化 ・パーソナリティの理解 ・メンバーとの援助関係の形成
	開始期		・メンバーとの援助関係の形成 ・契約の促進 ・グループの存在意義の確認	
介入 (援助活動)	作 業 期	グループづくりへの始動	・グループの共通基盤の形成 ・集団規範の形成 ・グループ構造の活用	
		相互援助システムの形成	・メンバーのもつ問題の同質性と異質性をメンバー自身が認識する ・問題の事情や背景をメンバー相互に個別化する ・「今、ここで」の人間関係を強化する ・メンバー間のコミュニケーションを高める ・柔軟なグループ構造を構築する ・ワーカーの役割を変える	＊メンバー間の相互作用の促進 ・傾聴と受容 ・メンバー間のリンク ・コミュニケーションの促進
		相互援助システムの活用	・個人情報の分かち合いと受容を促す ・共通する問題の見方や解決策について考察を深める ・自分の問題に対する気づきを深める ・各メンバーの問題解決に向けた考察を深める ・実際の取り組みについてグループへフィードバックを促す	＊プログラムの展開 ・ニーズと能力の把握 ・プログラムの選択 ・プログラムの計画 ・プログラム活動の展開 ・プログラムの評価
評価・終結	終結・移行期		・グループの終結を促す ・メンバーの移行を円滑に進める ・グループワークの記録 ・グループワークの評価(グループ/メンバー)	＊グループダイナミクスの活用 ・集団規範の活用 ・集団圧力の活用 ・「システム」への介入

出典) 岩間伸之『グループワーク』ワークブック社会福祉援助技術演習④，ミネルヴァ書房，2004.

[1] 共通技術

　グループワークの共通技術には、メンバーの個別化、メンバー間の相互作用の促進、プログラムの展開、グループダイナミクスの活用がある。

　メンバーの個別化では、グループの一員であるメンバーのパーソナリティを理解し、それぞれが抱える問題を個別化して捉えていく。メンバー一人ひとりに目を配り、全体の問題と個々のメンバーの抱える課題を個別に

捉えることで、メンバーとの援助関係を構築していく。

　メンバー間の相互作用の促進は、傾聴や受容の技術を活用し、メンバー間の共通点を見出してメンバー同士をつなぎ、コミュニケーションの促進を図ることである。また、メンバーの同質性と異質性の2つの要素を意識することは、相互作用の促進に重要な意味をもつ。ワーカーは媒介者としての機能を発揮しながら、メンバーに働きかけることが重要である。

　プログラムの展開では、メンバーのニーズや能力を把握し、プログラムを選択・計画し、活動を展開し、評価を行う。プログラムは、身体機能が求められるものや言語化が求められるものなど、多種多様である。注意すべき点は、プログラムそのものがグループワークの目的ではないことを理解した上で取り組むことである。そうでなければ、プログラムを楽しくすることや、プログラムの成果を求める活動になり、グループワークの本来の目標を見失ってしまう危険性がある。

　グループダイナミクスの活用は、集団規範や集団圧力を活用し、システムへの介入をしていくことである。グループ活動を進める上で、ルールとなる集団規範は重要な要素となる。メンバーの言動を方向づける集団規範がどのようにグループ内で形成されるのかによって、グループワークのありようは変化していく。集団規範がマイナスに作用する際には、ワーカーはグループへ介入することが求められる。

［2］過程技術

　グループワークの過程技術は、①**準備期**、②**開始期**、③**作業期**、④**終結・移行期**に整理できる。

波長合わせ
tuning-in
メンバーがどのような思いや感情をもって援助場面に参加するのか、ワーカーがあらかじめ調整・準備しておくこと。予備的感情移入ともいう。

　準備期で活用する技術は、メンバーの情報収集と**波長合わせ**である。この段階では、メンバーの情報収集を行い、グループワークの実践に向けた環境整備や波長合わせを行う。メンバーの思いや感情を理解し受けとめることで、援助関係を円滑に構築することが可能となる。また波長合わせの際、メンバーは期待と不安などの相反する、アンビバレントな感情をもつ傾向にあることを理解する必要がある。

　開始期で活用する技術は、メンバーとの援助関係の形成、契約の促進、グループの存在意義の確認である。グループワークに初めて参加する場合は、緊張や不安を抱きやすいことから、ワーカーはメンバーの状況を観察し、緊張をほぐせるような雰囲気づくりに配慮していく。開始期では、グループワークの目的を明示し、グループの成り立ちやメンバーの紹介、実施期間や開催頻度などの活動の枠組みを示す。これらの枠組みは契約の内容としても重要である。さらに、メンバーが課題解決の主体であり、ワー

カーはそれを側面的に支える存在であることを示していくことで、グループの存在意義をメンバーが共通認識し、援助関係の形成が可能となる。

　シュワルツは、メンバー同士の相互援助の関係をシステムとして捉え、メンバーが互いに支えあう理想的なグループの状態を「相互援助システム」とした。作業期で活用する技術は、グループの共通基盤や集団規範を形成し、グループを相互援助システムとして活用するものである。メンバー間の相互作用、グループの力動からの成長的変化だけでなく、葛藤や緊張関係が生じる場合もあるため、ワーカーにはメンバーとグループ全体の状況にあわせた対応が求められる。

　相互援助システムを形成するには、メンバーの同質性と異質性をメンバー自身が認識できるよう働きかけていく。そのためには、メンバーの発言の確認や言い換えなど、援助技術を活用することが効果的である。グループの中で生じている「今、ここで」の人間関係を強化することで、メンバー間のコミュニケーションを高めることが可能となり、柔軟なグループ構造を構築することができる。ワーカーには、グループの発達段階にあわせて、その役割を徐々に変えていくことが求められる。

　相互援助システムの活用は、課題解決に向けて用いられる援助技術である。メンバーに共通する課題の解決策や自分自身の問題に対する気づきが深められるよう、ワーカーはメンバーに働きかける。ワーカーは各メンバーの意見を受け止め、それを他のメンバーに反射する役割を担う。ワーカーの働きかけにより、メンバーは課題解決に向けての考察を深め、実際に対応策に取り組むことが可能となる。この段階では、メンバーに共通する課題の解決策を考えることで、個々のメンバーが自分の課題に気づき、それぞれの課題解決に向けた考察を深められるよう働きかけていく。さらに、気づきや考察で終わるのではなく、実際に課題解決に向けて取り組んだ結果をグループに持ち帰り評価するといった、フィードバックを促すことが重要である。

　終結・移行期で活用する技術は、集団活動の効果をメンバーに定着させ、必要に応じて別のグループ活動への移行を円滑に進めるものである。終結にはメンバーのさまざまな感情が伴うことから、時間をかけ、丁寧に作業を行う。計画的に取り組み、メンバーの思いに十分配慮する必要がある。ワーカーは、終結の時期を明確に伝え、グループ活動の振り返りの場を設け、気づきの表出やメンバー間の感情の分かち合いを促す技術を発揮していく。また、グループワークを実践した際は、必ず記録を残し、適宜評価をする必要がある。文集や写真アルバムなど、メンバーが分かち合える記録も効果の定着に有効である。

今、ここで
here and now
「あの時、あそこで」よりも、現実に今、グループワークの場で生起している新たな人間関係や事象を重視し、働きかけること。

4. セルフヘルプグループ

A. セルフヘルプグループとは

　セルフヘルプとは、自分で自分を助けるという意味である。セルフヘルプグループは、「その構成員が特定の体験を共有し、その体験に付随する諸困難に対処することを目的として自発的に展開している持続的な市民活動の形態」[(4)]と定義されている。ソーシャルワークとは異なり、専門職から独立した組織で、**自己変容機能、相互支援機能、社会変革機能**を有するものである。「**分かち合い**」「**ひとり立ち**」「**解き放ち**」という言葉で捉えようとする考えもある。同じような生きづらさや課題を抱える人びとが、自分の課題を自分で解決するために、専門職の援助を受けることなく、本人主導で形成され、相互に支えあうグループである。ここではメンバー間に上下関係はなく、対等である。

　セルフヘルプグループの原型は、アルコール依存症者のグループ AA（Alcoholics Anonymous）といわれており、後に障害者団体、患者会、家族の会などへと広まっていった。近年では、不登校、引きこもり、死別や離婚による別れに苦しむ人のグループなど、多種多様なグループが活動している。当事者の会、家族の会、当事者と家族が一緒に構成している会など、その形態も多様である。

　メンバーは自分自身の体験に基づいた情報や知識をもち、その**体験的知識**を活用していく。体験的知識とは、病気や障害、そこから派生する課題、社会的な差別や偏見などを体験することによって生み出した知識である。当事者が支援の提供者になるため、体験的知識が豊富にあり、メンバーが互いに支えられると同時に、よりよい支援者になることができる。この支援をする人もまた支援を受けることを、**ヘルパーセラピー原則**という。

　セルフヘルプグループは、社会的に差別を受けている状況や不十分な施策を改善するために、グループ外の社会へ働きかけていく社会変革機能を有することから、**エンパワメント**を具現化する活動の1つとして位置づけられる。

エンパワメント
empowerment
クライエントが本来もっている力を自覚し発揮して、生活上の課題を解決できるよう側面的に支えること。

B. セルフヘルプグループに対するソーシャルワーカーの役割

　セルフヘルプグループは、体験的知識を有する当事者が主体である。そのため、専門職の援助を必要としない場合が多く、セルフヘルプグループが求めたときに専門職がかかわることになる。専門職による援助とは別の働きをもつことから、専門職はセルフヘルプグループの意義を十分に理解した上でかかわる必要がある。

　セルフヘルプグループに対する援助者の役割として、①当事者へのセルフヘルプグループの紹介、②セルフヘルプグループの結成、運営への側面的支援、③専門的立場からの情報や知識の提供[5]、などがある。セルフヘルプグループにかかわるソーシャルワーカーには、援助者主体ではないことを十分に自覚し、安易なアドバイスなどは避け、対等なパートナーシップを築くことが求められる。

注)
(1)　青井和夫『小集団の社会学―深層理論への展開』東京大学出版会，1980，p.2.
(2)　野村武夫『はじめて学ぶグループワーク―援助のあり方とワーカーの役割』ミネルヴァ書房，1999，pp.20-21.
(3)　岩間伸之「I　方法としてのグループワーク」黒木保博・横山譲・水野良也・岩間伸之『グループワークの専門技術―対人援助のための77の技法』中央法規出版，2001，p.26.
(4)　岡知史「セルフヘルプグループ」日本在宅ケア学会監修『在宅ケア事典』中央法規，2007，pp.524-525.
(5)　伊藤伸二「セルフヘルプ活動」佐藤久夫・北野誠一・三田優子編著『障害者と地域生活』福祉キーワードシリーズ，中央法規出版，2002，pp.10-11.

■ 理解を深めるための参考文献
●大利一雄『グループワーク―理論と導き方』勁草書房，2003.
　グループワークの歴史から構成要素、ワーカーの働きかけ、プログラム活動の分析まで網羅されている。グループワークを理論的に学ぶための参考になる。
●岩間伸之『グループワーク』ワークブック社会福祉援助技術演習4，ミネルヴァ書房，2004.
　グループを活用したソーシャルワークに焦点を当て、演習による体験と気づきを通して理解を深める構成になっている。解説が充実しており、このワークブックに取り組むことでグループワークの共通技術と展開技術を具体的に学ぶことができる。
●村上靖彦『母親の孤立から回復する―虐待のグループワークに学ぶ』講談社，2017.
　虐待に追い込まれた母親への回復のためのプログラムの実際の取組みについて書かれた本。グループワークを通してメンバーがどのように変化していくのか、具体的に学ぶことができる。

コラム グループワークを活用したケースカンファレンス

　ソーシャルワーカーが対応する生活課題は、近年ますます複雑化・深刻化している。これらの生活課題に対応するには、チームアプローチや多職種連携が欠かせないことから、ケースカンファレンスは必須のものとなっている。

　その一方で、ケースカンファレンスの展開の難しさも指摘されている。事例に対して、表面的な理解で進行した場合、論点があいまいとなり、事例内容が十分に議論されずに終了するなど、カンファレンスで得られる効果が不十分となることがある。また、事例に対する着眼点の違いから、議論が深まらない場合、検討内容を実践活動に十分活かすことができず、その効果も疑問視せざるを得ない。このような状況が生じるのは、グループであることの特性を十分活かせていないことが要因の1つであるといえる。

　ケースカンファレンスは、立場の異なる複数のメンバーで構成されている。そのメンバーは、クライエントの抱える課題解決という1つの目標に向けて、ともに検討を重ねていく。多様な背景をもつメンバーが、次第にメンバー間の関係性を構築しながら、課題解決に向けて展開するグループワークと重なる部分が多い。グループワークは、クライエントに対する援助方法であるが、その知見を専門職向けに活用することも可能である。

　ケースカンファレンスの参加メンバーが、展開過程で生じるグループダイナミクスを理解し、ルールを決め、相互にリーダーシップを発揮することで、メンバー間の交互作用を最大限活用することが可能になる。さらに、個々のメンバーの発言を大事にしつつ、個別化の原則や受容の原則、葛藤解決の原則などを活用することで、クライエントの課題解決という共通目標を達成できるようになる。

　他者の存在は、参加メンバーの成長に大きく影響する。ケースカンファレンスの場に、メンバーがグループワークの技術を理解した上で参加することで、相互援助システムとして機能することになる。そのために、司会進行役は、媒介者としての機能を積極的に発揮することが望ましい。専門職として成長するための1つの方法として、ケースカンファレンスでグループワークの技術を積極的に活用してほしい。

第9章 地域を対象としたソーシャルワーク

　時代の変化とともに変動して複雑化し、多様な価値観を持つ人びとが暮らす地域社会では、少子・高齢化、ひきこもりなどさまざまな福祉課題が生じている。地域課題に取り組むことを期待されているソーシャルワークは、地域を課題発生の場としてだけではなく、そこに暮らす人びととともに課題解決の場とすることを求められている。変化し続ける地域社会で、時代の要請に応じることのできるソーシャルワークの実践のすぐれた点と残された課題について学ぶ。

1

　コミュニティワークの意義と目的とを確認するとともに、コミュニティワークに関連するコミュニティ・オーガニゼーション、コミュニティケア、コミュニティソーシャルワークなどの概念を整理し、それらの相互関係を理解する。

2

　コミュニティワークの原則を確認し、公的機関、民間団体、ボランティアなど、フォーマルな社会資源とインフォーマルな社会資源とが連携する場合の実践課題を導き出す。

3

　コミュニティワークのプロセスを、直接的個別支援と地域に対する間接的支援の両方を含むコミュニティソーシャルワークのプロセスとして理解する。

1. コミュニティワークの意義と目的

A. コミュニティワークの概念

[1] コミュニティと地域

コミュニティワークという言葉を日本語に置き換えると、おおまかにはコミュニティを対象とした福祉領域での実践といえるだろう。社会科学の領域ではコミュニティの定義がさまざまに試みられており、代表的な論者であるマッキーヴァーはコミュニティを、一定の地理的な範囲と「我々意識」を持つ共同体と定義づけた。マッキーヴァーは、アメリカ中西部の周囲から隔絶された地域をイメージしてこの用語を定義したとみられる。

日本でコミュニティを用いる場合、一般的な意味は"地域社会"であり、コミュニティは地域と同義ではない。ソーシャルワークの対象としての地域は、臨床の現場では公的サービスが市町村単位で提供されているために、実践活動も行政区分により大幅に制約されている。英語で地域を表す an area や a region は、地理的範囲を示している。日本で地域というと単に地理的範囲ではなく、歴史的に稲作中心の特定の土地を基盤とした定住生活だったことから、伝統的な"ムラ社会"を基盤とした村落共同体をイメージする。村落共同体は、自給自足の生活に根差した価値観の上に成り立つもので、相互扶助の機能を持つとともに、独自の精神性や宗教や文化までをも含んでいる。しかし、社会福祉の分野で論じられている「コミュニティ」と「村社会」とを同一のものであると考える者はいないであろう[1]。

日本における「コミュニティ」の用例は、「福祉コミュニティの実現」というように、村社会とは異なり、民主的でありながら相互扶助の機能を持つ「理想の地域社会」としての使われ方が多いが、それは、もっぱら目的概念としての使われ方であって、実現したという報告がないばかりか、実現するためのノウハウの蓄積も少ない。

本章では、利用者が生活の資源を得るために必要な範囲（生活圏）をコミュニティワークの対象と考えて論をすすめたい。

[2] コミュニティワークとは

地域を対象としたソーシャルワークの起源は、イギリスにおける慈善組織協会の活動やセツルメント運動に求めることができる。

マッキーヴァー
MacIver, Robert
Morrison
1882〜1970

コミュニティの解釈
ジョンソン（Johnson, Louise C.）とヤンカ（Yanca, Stephen J.）は、援助活動の計画に影響を与える要因の1つとしてコミュニティを挙げ、クライエントはコミュニティの一部であるとし、コミュニティの文化について検討することが重要だとしている。

コミュニティワークの記録
臨床現場のソーシャルワーカーは、利用者の支援のために必然的に地域に働きかけざるを得ない仕事をしているので、それらの仕事を記録し、分析していく積み重ねが必要であろう。

アメリカでは、イギリスと同様に、慈善組織協会やハル・ハウスに代表されるセツルメントの活動がソーシャルワークの起源となった。地域を対象とするソーシャルワークの理論化も進み、**レイン報告**（1939）により**コミュニティ・オーガニゼーションの定義**がなされた。レイン報告の意義として、コミュニティ・オーガニゼーションがソーシャルワークの方法として位置づけられたことと、住民参加の概念を導入したことが挙げられる。また、**ニューステッター**は1947年に、地域の課題を解決するために集団の相互作用を促すという**インターグループワーク**を発表した。さらに、地域の組織化を推進する理論として、**ロス**は『コミュニティ・オーガニゼーション』（1955）を著し、地域住民の自主的な参加を重視した。

1960年代から70年代にはコミュニティ・オーガニゼーションの理論化が活発となり多くの理論が発表された。**ロスマン**は、これらの理論を類型化し、「コミュニティ・オーガニゼーション実践の3つのモデル」（1968）とした。その後、1987年に**トロップマン**とともに3つのモデルを見直し、「アドミニストレーションモデル」と「政策モデル」を加えた。

一方、イギリスでは、コミュニティケアを政策的に充実していくために、コミュニティ・オーガニゼーションの考え方が導入され、コミュニティワークへと発展した。イギリスにおいてコミュニティワークは、厳密に定義されて使用されたわけではないが、コミュニティ・オーガニゼーションを主な専門技術として用い、コミュニティケアなどの個別な直接的支援も含めた包括的な概念として使用されるようになった。

コミュニティワークの概念と、「地域福祉」の概念は同義ではない。日本において、地域福祉という言葉が初めて法定化された社会福祉法の成立以前から、社会福祉領域では地域福祉という用語が用いられていたものの、その定義は定まっていなかった。地域福祉は、公的扶助や母子福祉、児童福祉や高齢者福祉などと同様に社会福祉の分野論と考えてよい。

B. コミュニティワークの成立

[1] コミュニティケアからコミュニティワークへ

地域におけるソーシャルワークは、イギリスにおける**コミュニティケア**の推進から始まる。コミュニティケアは1950年代から推進され、**シーボーム委員会報告**（1968）に基づき成立した「**地方自治体社会サービス法**」（1970）を実行するために、対人福祉サービスの組織化と計画化を図るコミュニティワークの技術が用いられるようになった。イギリスでは、コミュニティケアの実践を充実させるためにコミュニティワークの概念が成立

レイン報告
レイン，R. を委員長とした全米社会事業会議第三部会の報告書。

コミュニティ・オーガニゼーション（community organization）の定義
一定の地理的区域あるいは機能的領域において、社会福祉ニーズと社会福祉資源との調整を行うプロセスと定義される。この定義から「ニーズ・資源調整説」と呼ばれる。

ニューステッター
Newsetter, Wilber
1896〜1972

インターグループワーク
Intergroup work
地域内の多様な機関や団体の間の相互作用を促し、課題解決を図る技術。

ロス
Ross, M. G.
1910〜2000

ロスマン
Rothman, J.

コミュニティ・オーガニゼーション実践の3つのモデル
「小地域開発モデル」「社会計画モデル」「ソーシャル・アクションモデル」の3つのモデルに整理したもの。1970年代以降主流となった。

トロップマン
Tropman, John E.

シーボーム委員会報告
シーボーム，F. を委員長とする「地方当局並びに関連対人社会サービス委員会」の報告。『地方自治体と福祉サービス』が報告書名。対人福祉サービス事業を自治体の社会サービスに統合することを提案した。

した経緯があり、コミュニティワークとコミュニティケアとを混同している論者もいる。

　コミュニティワークは、イギリスにおける**ガルベンキアン報告**（1968）によりソーシャルワークの一部とされ、その方法として「地域共同開発」「地域組織化」「社会計画」が示された。

［2］コミュニティソーシャルワーク

　コミュニティソーシャルワークという概念は、1982年に発表された**バークレイ報告**によるものである。バークレイを委員長とするイギリス社会サービス部では、1980年からコミュニティケアで求められるソーシャルワーカーの役割について検討し、1982年に『ソーシャルワーカー——役割と任務』と題して報告した。この報告ではコミュニティソーシャルワークを、コミュニティを基盤とした**カウンセリング**と、社会的ケア計画（ソーシャルケアプランニング）を統合した実践であるとした。この社会的ケア計画は、公的なサービス機関とインフォーマルなケア提供団体などとの間での、パートナーシップに基づいたサービス提供体制を計画化することを目指している。

　また、近年では複雑で多様な地域課題へ取り組むためのコミュニティ・ベースド・ソーシャルワーク（地域を基盤としたソーシャルワーク）という捉え方が提唱されている。ソーシャルワーク実践の立場から考えると、地域をオーガナイズするだけのスペシャリストが利用者の立場に立てるとは考えづらく、利用者への直接サービスも行いながら、地域社会への働きかけを行うソーシャルワーカーがより有益であることは間違いない。地域における総合的かつ包括的なソーシャルワークが求められているといえる。

C. コミュニティワークが求められる背景

　アメリカでソーシャルワークの技術論として成立したコミュニティ・オーガニゼーション理論が、イギリスにおいてコミュニティケアの実現の方策の中に取り入れられてコミュニティワークという概念が成立した。

　日本においては、1970年代からのコミュニティ政策を経て、1990年代以降の社会福祉基礎構造改革や地方分権改革など、制度や政策は大きく変化してきた。その理由は、都市化の進展と伝統的な村社会の崩壊という急激な社会変動に対応するためである。急速に進む人口構造の高齢化やそれに伴う医療や社会保障の整備、人口減少に伴う特に地方での地域社会の維持など、政府は多くの政策課題を負っていた。

厚生労働白書のテーマを見ると、平成27年版は「人口減少社会を考える」、平成28年版は「人口高齢化を乗り越える社会モデルを考える」となっており、高齢化を乗り越える視点として、一億総活躍社会の実現を受けての「生涯現役社会」「地域で安心して自分らしく老いることのできる社会」「地域共生社会」といったキーワードが挙げられている。平成29年版では「社会保障と経済成長」、平成30年版では「障害や病気などと向き合い、すべての人が活躍できる社会に」と、障害者や病者など、すべての人を含めた「地域共生社会」の実現を目標に掲げている。そして、その目標には、世界的な潮流となった**ソーシャルインクルージョン**の理念を内包している。

このような政策課題を実現する要として強調されているのが、地域福祉の推進である。そして、社会福祉領域で地域福祉を推進するための理論として着目されているのが、コミュニティワークである。福祉業界は、**国の政策に追従**して、公的機関、あるいは民間など実施主体の性質にかかわらず、高齢者を主な対象とした地域包括ケア体制の確立に邁進している。

D. コミュニティワークの目的と課題

地域では今も昔もさまざまな問題が生じ、地域の人びとによって解決され、解決の方法が受け継がれ、解決できない場合はやり過ごす方法が見つけられ、そのようにして人びとの暮らしは続いてきた。自助・共助・公助という分類でいえば、共助（相互扶助）の部分である。共助が成立するためには、地域住民の緊密な関係と問題解決のための仕組み（制度・組織）が必要である。現代の都市化の進行と村落共同体の崩壊は、伝統的な相互扶助機能の衰退をもたらした。

したがって、地域福祉の目標はコミュニティ政策とあいまって、衰退した相互扶助機能を回復するため、地域社会を再生することに置かれ、コミュニティワークはそのための専門技術と位置づけられている。地域福祉の主体が地域住民であるとするならば、コミュニティソーシャルワークの目的は、**地域福祉力形成**であるという**ブルーグマン**の説は、今後のコミュニティワークの目的と言うことができる(2)。

しかしながら、日本ではコミュニティワークを実践していく上で大きな課題がある。1つは、前述したように、日本における「コミュニティ」の具体的なイメージが描けないことである。もう1つは、コミュニティワークを実践する権限と責任の課題である。公的機関や民間の福祉団体に雇われているソーシャルワーカーがコミュニティワークの実践に携わるが、そ

ソーシャルインクルージョン（社会的包摂）
social inclusion
「すべての人々を孤独や孤立、排除や摩擦から援護し、健康的で文化的な生活の実現につなげるよう、社会の構成員として包み支え合う」という理念。社会的排除の対義語（対概念）。

国の政策への追従
社会福祉事業は、その財源を国や地方自治体の福祉予算に依存しているため、政策に追従する傾向がある。

地域福祉力形成
Community Practice,
Community Building,
Community Capacity
Building
専門職が連携の要として専門性を発揮しながら、地域住民や当事者が地域で起こるさまざまな課題に対して、主体的に解決に取り組み、問題解決力をともに高めていくという目的に向かう取組み。

ブルーグマン
Brueggmann, William G.

の仕事がかならずしも業務として保障されていない実態が存在する。業務でなければ、実践する権限は生じない。責任は自分でとらなければならない。欧米から輸入されたコミュニティワーク論が日本で有効性を発揮するためには、それらの課題を吟味する必要があろう。

2. コミュニティワークの原則

コミュニティワークは、地域の福祉課題の解決に主体的に取り組む地域住民を側面的に支援するために、公的機関と民間の福祉団体、所属するソーシャルワーカーが行う活動である。本項では、ソーシャルワークの専門職が実践としてのコミュニティワークに取り組むという立場からコミュニティワークの原則を確認する。

A. 地域福祉の主体

地域を対象としたソーシャルワークを実践する上で、**地域福祉の主体**をどのように捉えるのかは、コミュニティワークが誰のための何のための技術・方法なのかという意味を問うことになる。

コミュニティワークの対象となる地域の福祉課題を解決する主体は誰であろうか。それに関して社会福祉法では、4条に地域福祉の推進主体として、「地域住民」、「社会福祉を目的とする事業を経営する者」「社会福祉に関する活動を行う者」と、三者が同列に挙げられている。中でも最初に地域住民が挙げられていることから、地域福祉は本来地域住民が主体となって推進するものであるという原則が存在していると考えてよい。

コミュニティワークは、地域の福祉課題を"地域住民"が主体的に解決するのを側面的に支援するため、公的機関と民間の福祉団体に属するソーシャルワーカーによって用いられる技術である。したがって意思決定者は"地域住民"であり、住民自らが解決に取り組むための根回しと、その解決能力の向上を支援することがコミュニティワークの目標となる。

地域の解決能力向上の支援
福祉機関とソーシャルワーカーは、権利主体である住民から、手助けを委託されたもの、という解釈。

B. コミュニティワーク展開の原則

イギリスにおけるベヴァリッジ報告（1942）以降の福祉国家政策の中、

シーボーム改革により「地方自治体社会サービス法」が成立し、公的責任によるコミュニティケアの推進が図られた。地方自治体への社会サービス部の設置により、コミュニティケアは専門職によるサービス提供が原則となった。

その後、バークレイ報告（1982）によりコミュニティソーシャルワークの概念が提示されたが、イギリスでの社会サービスは公的な責任で実施しながらも、インフォーマルな提供者と連携を強める方向で進展した。

現在の日本では、イギリスでの実践を参考にしながら政策的に地域包括ケアが推進されている。地域包括ケアの推進のために、地域住民が主体的に地域の福祉課題に取り組むことが期待されている。フォーマルなサービス資源には限りがあるため、ボランティアや近隣住民などのインフォーマルな社会資源、さらには地元の企業や商店などの生活にかかわるあらゆる資源を動員し、地域の福祉課題を克服していく必要がある。

地域の中でフォーマルな社会資源を用いながら、インフォーマルな社会資源を組み入れ、調整し、課題解決をマネジメントする専門職は、地域の福祉機関に雇用されている社会福祉士などのソーシャルワーカーである。

コミュニティワーク展開の原則として、一般に以下のものが挙げられる。

---

①地域社会の個別化
②福祉課題の総合的把握
③住民主体
④地域の社会資源への関与（または、社会資源の開発）
⑤プロセスの重視

また、実践のための留意点は以下の通りである。

---

①複数の専門機関が関与する場合の連携の取り方
②多様な専門職が連携する場合の支援方法の確認
③住民やボランティア、NPO などとの連携・協力の仕方
④記録の取り方と情報共有を含めた秘密の保持
⑤実践過程で問題が発生した場合の対処方法
⑥課題解決の目標と終結の共有
⑦次の段階への移行、または新たな課題への取組み

C. 地域を対象とするための準備

地域でのソーシャルワークを展開する始まりは、地域課題の発見からとなる。専門職が出合う地域の課題には、①地域での直接的相談支援の展開

シーボーム改革
「シーボーム委員会報告」（1968）を基にした一連の政策の展開をいう。

を通して見出された課題、②当事者を含む地域住民からもちこまれた課題、③地域でのソーシャルワークを展開する組織や団体の専門職が調査やアウトリーチにより見出した課題、がある。

　地域課題の発見に続く次の段階は、地域の状況を把握するための情報収集や調査である。この方法は地域診断、または**地域アセスメント**という。地域アセスメントの概念は、コミュニティワークからコミュニティソーシャルワークへの進展に伴い、地域診断から発展したものである。そのため、初期段階で行うことに大差はない。地域診断と地域アセスメントの違いは、コミュニティソーシャルワークでは診断対象が多岐にわたることと、時代の変化や地域の環境要因により取り上げる要素が変わることであろう。

　地域アセスメントの実施には、問題となるマイナス面だけでなく、解決に向かう力や問題状況に対応できている力など、ストレングスの視点をもったプラス面での情報収集も必要となる。

D. コミュニティワークの推進体制

[1] 総合的かつ包括的な推進体制の確立

　地域におけるソーシャルワークは、総合的かつ包括的な実践である。この実践を可能にするためには、公的機関や専門職だけでなく、関連他職種や民間団体、ボランティアや当事者、地域住民などの多様で広範な連携が必要となる。よりすぐれた連携を実現するには、単なる情報提供や利用者の送致、サービス提供上の連絡だけでなく、支援の方針や目標を共有した上でそれぞれの専門性や取組みの目的を尊重し合い、対等な立場で臨まなければならない。

　総合的かつ包括的な推進体制を取る場合、どの機関または団体が体制の核となるマネジメント機能を担当するのか、マネジメント担当の合意を得ることができるのかが成否を左右する。対象となる地域課題の性質や課題解決の方法、地域における社会資源などの状況により、マネジメントの機関や団体が柔軟に対応することが望ましい。

[2] 効果的な公私の連携

　地域に発生する複雑かつ深刻な課題を解決するのは、一義的には公的機関の役割となる。公的機関内で制度やサービスを適切に運用できる体制が整っていれば、いわゆる"たらい回し"は発生しない。

　1つの地域課題の解決のために公的機関とその他の団体が連携する場合も、それぞれの部署にそれぞれの団体が個別につながるのではなく、機関

内で連携のための部署を設けておき、それぞれの団体が連携体制の窓口につながることができれば効率的である。その上で、民間団体やボランティア、地域住民などが対等な立場で連携することが望ましい。

　民間団体やボランティアも、多くの場合それぞれの活動領域や対象を定めているので、類似領域での"私的"活動の連携体制を構築できればより効果が上がる。

　行政と民間団体の連携体制と、ネットワーク化された"私的"活動の連携体制の実例として、東京都荒川区における子どもを対象とした活動がある（**図9-1**）。

　荒川区でのこの取組みは、ボランティアセンターを中心とした社会福祉協議会、自治体、区内で活動しているさまざまな団体が連携して運営されている。このネットワークの活動に区内外の個人や団体、民間企業などが個別に協力し、幅広い支援体制が構築され互いがゆるやかにつながっている。

図9-1　荒川区における子どもを対象とした活動

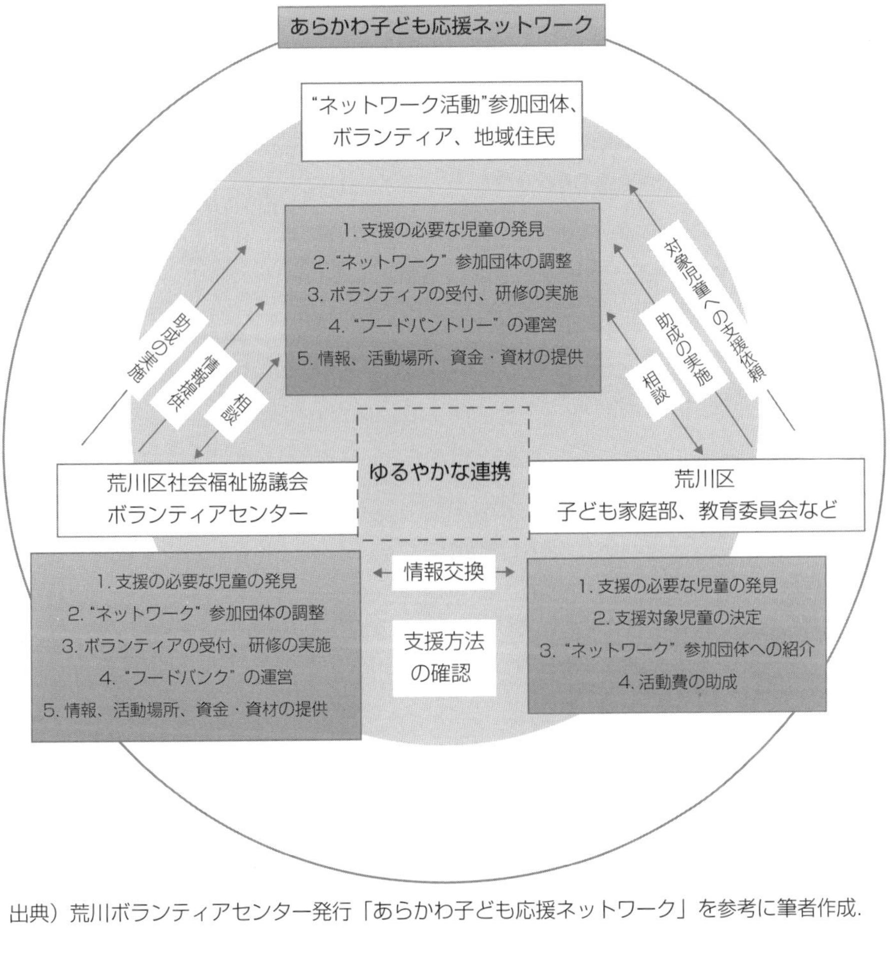

出典）荒川ボランティアセンター発行「あらかわ子ども応援ネットワーク」を参考に筆者作成.

社会福祉協議会はそれぞれの機能を活かした事業や実践を行いながら、マネジメント機能を果たそうとしている。一方、ネットワークに参加している団体やボランティアは、それぞれの意思や目的を達成するための活動を推進しながら、情報共有や直接的支援、重複する対象（者）への協働した支援を行うことで効果を上げている。

今後の課題は、マネジメント機関の役割強化と困難事例や専門的な介入を必要とする事例の解決のための具体的連携、対象（者）や課題状況の変化への対応ではないだろうか。

3. コミュニティワークの展開過程

A. コミュニティワークの展開

コミュニティワークの具体的展開過程は、ジェネリックなソーシャルワークの展開過程と基本的に同様である。それは、地域住民や当事者などへの個別支援である直接的なコミュニティソーシャルワークと、地域を対象とした支援である間接的なコミュニティソーシャルワークの両方を含んでいるからである。したがって、課題解決のために有効と判断した方法は、すべて行う幅広い実践となる。ソーシャルワークの展開過程を踏まえながらも、課題の性質や発生状況に応じ、専門職として所属している機関や団体の機能を果たすために、臨機応変な進め方を取ることが必要である。また、コミュニティワークを展開するにあたっては、いくつかの特性が考えられる[3]。その特性を大きく分けると、①制度の狭間への対応、②コンフリクトと闘う、③アウトリーチ、④エンパワメント、⑤公民協働のネットワークづくり、⑥開発力、地域づくり、⑦個を支える支援と個から地域づくりを行う支援を一体的に行う視点、となる。

以上を踏まえ、コミュニティワークの展開過程について確認しよう（図9-2）。

図 9-2　コミュニティワークの展開過程

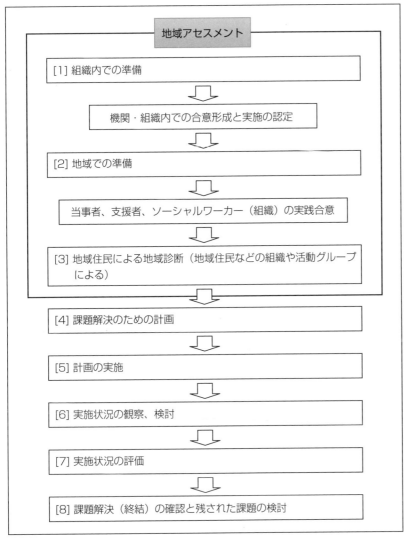

出典）筆者作成.

B. コミュニティワークの展開過程と実践内容

［1］組織内での準備

　機関や団体に所属するソーシャルワーカーとして、課題に取り組むことが決定している場合や、個別のケースについての課題解決を要請された場合に、改めて専門職として準備を行う地域アセスメントの最初の段階であり、次に挙げる内容が考えられる。

```
①情報収集
②調査
③問題状況の分析
④課題の抽出（取り組む課題の判別、優先順位の選定）
⑤課題の当事者の確定
⑥課題の関係者の推定
⑦対象地域の確定
⑧課題発生要因と解決方法の推定
⑨予算の仮定
```

```
機関・組織内での合意形成と実施の認定
```

［2］地域での準備

所属する機関や団体内で実施が決まったのちに、準備のための地域への働きかけを行う。

```
①地域（住民）全体への課題提起（広報活動）
②対象となる地域での根回し（支援を期待できる人や団体へ）
③課題解決の核となる人、団体の選定、合意
④課題解決のグループを新設する場合のグループ作り
⑤当事者のグループ形成（核となる人の抽出、合意：核となる個人に呼びかけて
　のグループ形成の場合、リーダー認定）
⑥関連、類似グループ、活動者、関係機関との調整
```

```
当事者、支援者、ソーシャルワーカー（組織）の実践合意
```

［3］地域住民による地域診断（地域住民などのグループによる活動）

地域の中で課題が共通認識され、取組みの必要性が確認されると、課題解決を考えるための地域住民や当事者などと協働した地域アセスメントを行う。

```
①対象地域への呼びかけ（問題発生状況の提示と住民意識の把握）
②問題発生状況の確認（調査）
③地域住民による聞き取りなど
④問題発生時期と頻度の確認
⑤問題に対する現状での対応状況や解決状況の確認
⑥課題の抽出、決定
```

［4］課題解決のための計画

①フォーマルな社会資源の対応状況の確認
②インフォーマルな社会資源の活用
　a. 行動、活動している個人や団体の実施状況の確認
　b. 新たな行動、参加の可能性の確認、依頼（ボランティアの募集など）
③解決の目標設定と段階設定
④段階ごとの課題解決方法と対応する社会資源の調整

［5］計画の実施

　計画した取組み内容の実践は、計画策定に参加した諸団体や地域住民、ボランティアなどの独自の活動になるが、コミュニティワークを計画した専門職は進捗を促すための実践を行う。

①支援実施・実施の調整
②実施状況の広報（広報誌、ホームページ、地域住民への報告会など）
③情報共有の会議や支援内容の検討会議の実施
④記録の作成
⑤実施者、ボランティアなどへの研修
⑥新たな組織形成の支援
⑦当事者への研修、グループ化の促進

［6］実施状況の観察、検討

　実施されている内容を評価するため、そして終結への準備をするための実践を行う。

①実施状況の観察
②実施者間の情報交換
③当事者・対象者、関係者からの情報収集
④困難事例の把握と対応の検討
⑤報告（書）の集約と内容検討
⑥途中経過の検討会議

［7］実施状況の評価

　計画に予定されていた時期に適切な評価を行う。進捗状況に課題が発生した場合、再アセスメントのための評価を行う必要もある。

①実施経過の総括と評価
②課題解決状況の評価
③総括記録の作成
④外部評価

［8］課題解決（終結）の確認と残された課題の検討

　計画を策定した関係団体や関係者との間で、終結に向けた協議を行う。チームとして取り組んだ計画が終結しても、個々の活動は継続される場合がある。また、課題が再燃することも考えられるため、フォローアップの体制作りも必要である。

---

①関係団体、関係者との解決の確認と合意
②目標達成状況の確認
③新たな課題の発見
④チームの解散の検討
⑤関係団体の今後の展望に関する広報

C. 地域課題の状況による方法の変更

　地域課題（ニーズ）が表面化しておらず、一見、取り組む課題がないと認識されている場合、見過ごされているあるいは気づかれていないニーズを掘り起こし、支援に結びつける活動が必要となる。

　その方法は地域アセスメントと同じだが、表面化していない問題を推測し、焦点を当てて探っていく実践となる。表面化していても問題だと認識されていない場合、専門職同士での意見交換やニーズがあると思われる地域での聞き取りなどを行い、情報を集めながら問題状況を確定していく。それらの活動を通して、取り組むべき課題とするかどうかの検討につなげるのである。

　目まぐるしく変動する現代社会においては、これまで問題とされていなかった事象が急に現れてくる。問題発生の予防や、新たな問題が顕在化した場合の対処に備える実践の重要性が増している。

D. コミュニティワーク実践と教育の課題

　地域を対象としたソーシャルワークを、現在の日本で実践するにはいくつかの課題が考えられる。

　まず、コミュニティワークの実践が、社会福祉協議会などの限られた機関に雇用される専門職の業務として発展してきた過程がある。そのため、担い手が多様化した現代においても、地域を対象とした間接的支援が民間団体のソーシャルワーカーの業務として保障されていない場合がある。NPOや一般社団法人などで働くソーシャルワーカーの待遇や、実践に掛かる経費などを保障することによって、多様な地域課題に対応するソーシ

ャルワークの幅を広げることができる。

　また、コミュニティワークをソーシャルワーカー養成課程でどのように位置づけるのかという課題がある。テキストやマニュアルで理論や方法を学ぶだけでなく、演習、実習科目以外で実践的に学ぶ取組みが必要である。指定科目以外の教育内容は教育現場に任されているため、臨床を十分に経験してきた教員の確保とともに、サービスラーニングやボランティア活動への参加の働きかけなど、具体的な教育方法の体系化やその共有の仕組みも必要となるであろう。

注)
(1)　ジョンソン，L. C. ＆ヤンカ，S. J. 著／山辺朗子・岩間伸之訳『ジェネラリスト・ソーシャルワーク』ミネルヴァ書房，2004，pp.414-415.

(2)　ブルーグマン，W. G. ＆スン・レイ・ブー・前田美也子『コミュニティソーシャルワークの基礎—ソーシャルワーカーは地域をどのように変えていくのか？』トムソンラーニングソーシャルワーク実践シリーズ 1，誠美堂，2002，p.12.

(3)　勝部麗子『ひとりぽっちをつくらない—コミュニティソーシャルワーカーの仕事』全国社会福祉協議会，2018，pp.176-182.

■理解を深めるための参考文献

●右田紀久恵・高澤武司・古川孝順編『社会福祉の歴史—政策と運動の展開（新版）』有斐閣選書，2005.
　社会福祉の歴史について、日本とイギリスおよびアメリカを年代順にまとめたもので、社会政策について詳しく学ぶための参考になる。

●杉本敏夫・斎藤千鶴『コミュニティワーク入門』中央法規出版，2000.
　コミュニティソーシャルワーク概念導入前のコミュニティワーク実践のテキストとして、基本的な方法を学ぶ参考となる。

●安梅勅江『コミュニティ・エンパワメントの技法—当事者主体の新しいシステムづくり』医歯薬出版，2005.
　地域住民、特に当事者を主体とする専門職の実践方法について、社会福祉の近接領域である地域保健の実践方法から学べ参考となる。

●日本地域福祉研究所監修／中島修・菱沼幹男編『コミュニティソーシャルワークの理論と実践』中央法規出版，2015.
　コミュニティソーシャルワークの理論と実践を現場で実際に展開するために参考となる。

コラム コロナ禍で変化する地域福祉の"課題"

　2020（令和2）年を迎え、突然起こった新型コロナウイルスによる感染症という地球規模での危機が経済に大きな影響を与え、人びとの暮らしにも波及している。これまで経験したことのない感染症への医療などの対応の問題と、関連して引き起こされた経済問題が家庭や地域での重大な福祉課題となっている。

　収入が途絶えたり、減少したりしたことによる生活困窮状況が身近な話題となり、緊急小口資金の特例貸付や総合支援資金の申請に、人びとが市区町村の社会福祉協議会の窓口に殺到する状況が起こった。

　社会福祉協議会は地域の身近な福祉課題に対応するため地道な活動を続けてきたが、"ステイホーム"が求められる中、サロン活動や見守り活動、食事を提供するさまざまな活動などが一時的に停止や方法の変更を余儀なくされている状況も報道されている。

　振り返れば、社会福祉協議会の名称を全国規模の報道番組で耳にするようになったのは、いわゆる"ごみ屋敷問題"や災害発生時の災害ボランティアセンターの実践からではないだろうか。今や、テレビのワイドショーで貸付の申請窓口として社会福祉協議会が紹介され、中には「給付されます」という誤った説明がされていることもある。社会福祉協議会では、生活困窮者自立支援制度への取組みなど貧困問題への対応が主要事業となっていたものの、貸付事業がこれほど注目されるとは想像もしなかったことだろう。

　生活福祉資金貸付制度は、低所得世帯に生活改善のための資金貸付を行うと同時に、民生委員が貸付から償還の過程で相談を重ねながら生活改善を支援していくという相談援助の役割も果たしていた。

　急増した貸付にはやがて償還（返済）が待っている。"コロナ後"の生活再建へ向けた相談援助と、安心して生活できる地域を目指す活動のいずれもが本来の機能を発揮できるような体制づくりが望まれる。

第10章　ソーシャルワークにおけるスーパービジョン

社会福祉の機関や施設において、スーパーバイザーによって行われる専門職としての支援者を養成する過程を「スーパービジョン」という。支援者としての力量を高め、クライエントへのより質の高い支援の実践をめざすのである。本章では、スーパービジョンの定義、必要性、構成要素、機能、方法、課題などを確認し、ソーシャルワーカーのあり方について検討する。

1

現役のソーシャルワーカーや社会福祉を志す学生の成長を促すための教育・訓練として、スーパービジョンがある。スーパービジョンの目的や方法を理解し、その必要性を知る。

2

スーパービジョンの主要な機能として、「管理的機能」「教育的機能」「支持的機能」が挙げられる。それぞれの役割機能を理解し、クライエントへの支援との結びつきを考える。

3

スーパービジョンをトータルに理解した上で、ソーシャルワーカーのあり方について検討する。

1. スーパービジョンの意義

A. スーパービジョンとは

[1] スーパービジョン

慈善組織協会
Charity Organization Society
慈善団体間の連絡・調整を行い、救済の適正化や効率化を図った民間の団体。

友愛訪問員
貧困家庭を訪問し、人格的影響を与えることによって自立の指導を行ったボランティア。

ミルフォード会議報告
米国ペンシルベニア州ミルフォード市において行われた、分野の異なるケースワーク機関の代表者による会議報告。

カデューシン
Kadushin, Alfred
1916～2014
スーパーバイザーを、スーパーバイジーの業務に関する説明責任をもつことから、業務遂行を指示し、調整し、その質を高め、評価する権限を委譲された有資格のソーシャルワーカーとした。ここでいう責任の遂行とは、スーパーバイザーが、良好な人間関係においてスーパーバイジーとかかわり、管理的、教育的、支持的機能を果たすことを指す。スーパーバイザーの最終目的は、機関の方針と手続きに基づいて、クライエントに対して質・量ともに、可能な限り最善のサービスを提供することである。

ダブリン
Dublin, Richard A.

スーパービジョンの源流は、18世紀末、慈善組織協会（COS）で活躍していた**友愛訪問員**の養成教育と業務の質の管理に求めることができる。萌芽期においては「**管理的機能**」が強調されていたが、1920年代以降、諸科学の知見を取り入れた「**教育的機能**」が重視されるようになった。この点に関しては、1929年の**ミルフォード会議報告**において、「一般に、職員のスーパービジョンは、2つの機能をもつべきである。1番目は、機関が定めた基準に機関の活動を維持することである。2番目は、職員の専門的発展を促すことである」[1]と整理されている。一方、「**支持的機能**」について、**カデューシン**はCOS時代に他の機能に遅れて付加されたとし、**ダブリン**は1970年代にバーンアウトへの関心が高まる中で重視されるようになったとしている。

さて、スーパービジョンを直訳すると「監督」や「管理」となるが、スーパー（super）は「超越」、ビジョン（vision）は「先見」「洞察力」などの意味をもつものである。そのためスーパービジョンとは「**深く遠く将来を見通す**」ことを表す言葉、あるいはそのような能力を培う過程と捉えることができよう。

ソーシャルワークにおけるスーパービジョンとは、社会福祉機関や施設において実施される、スーパーバイザーによるスーパーバイジーへの管理的・教育的・支持的機能を遂行していく過程を指す。言い換えれば、スーパーバイジーの支援の質を高め、よりよい実践ができるよう、スーパーバイザーが具体的な事例を通して適切な指導・助言を行うプロセスである。どのような職種であれ、経験の浅い者は自分の言動に自信がもてなかったり、あるいは自分では気づかぬまま好ましくない言動をとったりすることも少なくない。ソーシャルワークにおいてもそれは例外ではなく、ソーシャルワーカーとしての自覚や能力、知識や技術などを身につけることは、適切なサービスを提供する上で必要不可欠なことである。ソーシャルワーカーは、スーパービジョンを通して、さまざまな機能を備えたプロフェッショナルへと成長していくという専門職養成の伝統をもっているのである。

［2］ スーパーバイザー

　スーパーバイザーとは、スーパービジョン関係において指導や助言をする側であり、実践の経験や知識・技術をもった熟練した支援者を指す。具体的には、職場の上司や先輩のソーシャルワーカー、教員、実習先の指導者などである。スーパーバイザーは**中間的な位置**を占めるものであるが、福祉機関や施設において、管理的な立場にある者がその役割を担うケースが多くみられる。そのため管理者としての立場と、スーパーバイザーとしての立場とが混同されることも少なくない。本来、それぞれの立場は別のものとして存在し、その指導や助言が管理者としてのものなのか、スーパーバイザーとしてのものなのかが明確に区別されなければならない。したがって、両者の役割をそれぞれ別の者が担当し遂行すべきである。そもそも、そのような二重の役割を担うことは現実的に無理があり、そのことが本来のスーパービジョン・システムの確立を妨げているともいえる。**自律的な立場**からスタッフの業務遂行に責任をもつ、専門職としてのスーパーバイザーの配置が必要である。

［3］ スーパーバイジー

　スーパーバイジーとは、スーパービジョン関係において指導や助言を受ける側であり、経験の浅い支援者を指す。具体的には新人のソーシャルワーカーや学生などである。スーパービジョンは、スーパーバイザーとスーパーバイジーとの**共同作業**であるため、スーパーバイジーにも適切な準備と、指導を受けることへの積極的・主体的な姿勢が要求される。まずは自身の抱える課題を言語化し、整理する努力が必要となろう。実際の取組みにおいては、素直な気持ちで臨み、率直に意見を述べ話し合い、その内容をフィードバックすることが重要となる。相互理解の深化があってこそ効果的なスーパービジョンとなるのである。

［4］ スーパービジョン関係

　スーパービジョン関係とは、スーパーバイザーとスーパーバイジーとの間に結ばれる関係をいう。クライエントに対する支援と同様に、スーパービジョンの場面においても信頼を基盤にした関係が重要となる。効果的なスーパービジョンを行うためには、よりよいスーパービジョン関係を形成しなければならない。その意味において、スーパーバイザーに求められる態度（**無防衛、共感、受容、熱意、ゆとり、心理的距離**など）は重要である。ここで注意すべき点として、スーパービジョン関係（スーパーバイザーとスーパーバイジー）と支援関係（ソーシャルワーカーとクライエン

無防衛
構えや飾り気のないリラックスした態度。

共感
相手の感情に寄り添う温かい態度。

受容
相手をあるがまま受けとめる態度。

熱意
相手の話に熱心に耳を傾ける態度。

ゆとり
周りの状況に合わせた落ち着きのある態度。

心理的距離
なれなれしくもなく、冷たくもない態度。

ト）とには、同じような感情や状況が現れるということが挙げられる（パラレルプロセス）。たとえば、ソーシャルワーカーはスーパーバイザーに支えられたようにクライエントを支え、良くも悪くもスーパーバイザーが振る舞ったように振る舞うなど、2つの関係にはつながりがあるとされる。つまり、スーパービジョン関係は、支援関係のモデルになることが考えらえるため、適切な関係の形成が肝要となるのである。なお、反対に支援関係が、スーパービジョン関係に投影されることもある。

B. スーパービジョンの定義

　スーパービジョンの定義は、研究者や時期によってさまざまである。ここでは、いくつかの定義を確認し、整理してみよう。

①社会福祉機関におけるスーパービジョンは、現任職員の成長を主要な関心としている行為の中にみられる管理的な過程として定義されてきた。スーパービジョンは、スーパーバイザーの3つの機能—管理的機能、教育的機能、支持的機能—をもつ行為の中に見られる過程である。スーパーバイザーが中間的な位置を占めていることは、3つの機能の各々、とりわけ支持的機能の遂行に重要な意味をもっている[2]。

②スーパービジョンとは、職業上の自己実現を図るためにワーカーを支え、そのことを前提として、成長のために評価し教育することで技能向上を図り、クライエントへのサービスの質を向上させるものである。また、それらのことが円滑に行われ、ワーカーの技能が十分活かされるように組織をコーディネートするとともに、組織目標が達成されるようにワーカーを管理するものである[3]。

③ソーシャルワーク・スーパービジョンとは、ソーシャルワーカーがソーシャルワーク実践における責任主体として、技術・知識・態度・倫理的基準の発展を促進していくことを目的とするところの、スーパーバイザーとスーパーバイジーで取り結ばれる関係性である[4]。

　これらの定義から、スーパービジョンとは「スーパービジョン関係において、スーパーバイザーが3つの機能（**管理・教育・支持**）を提供することによって、スーパーバイジーの技術・知識・態度・倫理的基準の発展を促し、クライエントへのサービスの質を向上させる、**専門職育成の過程である**」と整理できよう。

2. スーパービジョンの目的と機能

A. スーパービジョンの必要性

[1] 支援実践の視点から

　ソーシャルワークは常に創造的である。私たちはソーシャルワークにおける「**個別化**」の重要性を知っている。頭で理解することはそれほど難しくないのだが、実際の支援場面ではなかなか思うようにはいかない。ソーシャルワーカーとしての経験を積むということは、より多くの事例に出あい、課題に取り組み、その結果さまざまな支援のスキルを身につけていくことである。私たちはそのような体験を通して、一人前のソーシャルワーカーへと成長していくのであるが、過去の学びにとらわれ、現在の事例を過去の事例に当てはめ解決しようとする傾向も否定できない。もちろん、そうすることで目標が達成することもあるが、クライエントの価値観や性格など、さまざまな面で異なる状況が存在するため、過去の事例にそのまま当てはめることには限界があり、どう対処していいのか困惑し混乱する。応用力や実践力を身につけ、過去の学びをいかに現在の支援に結びつけていくのか、それこそがソーシャルワークの真骨頂である。スーパービジョンが必要な理由はここにある。

[2] 新人教育の視点から

　教育機関における教育は、少なからず理論的で抽象的なものになる。そのような学びを経験した新人ソーシャルワーカーは、その原理・原則として習得した事柄を実際の支援場面でどのように応用していくのかという点において苦心する。たとえば「**傾聴**」や「**受容**」は、社会福祉を志す者であれば誰もが耳にする言葉であり、その理解も進んでいる。しかし、それらを実際の支援場面で活かすことができるかというと話は別である。それらの原則を実践できるか否かは、ソーシャルワーカーの態度としてだけではなく、言葉としても表れる。たとえば面接の初期場面で、クライエントが「経済的にやっていけないのです」と言ったとしよう。それに対し、「生活保護について説明しましょう」という応答は不適切である。課題の解決を急ぐあまり、そこにソーシャルワークの原理や原則が活かされていない。**経験知**を蓄積し、適切な「**語りかけと応答**」を実現していくために

個別化
individualization
クライエントを個別性や独自性をもった個人として理解し、その立場を尊重するというソーシャルワークの原則の1つ。

傾聴
active listening
クライエントの発する言葉に、積極的に耳を傾ける姿勢のこと。

経験知
経験によって得られた個人的で主観的な知識。これに対し、客観的で言語化できる知識を「形式知」という。

は、スーパーバイザーからの指導や助言が不可欠である。

［3］バーンアウト防止の視点から

バーンアウト
burnout

　昨今、「バーンアウト」という言葉をよく耳にする。バーンアウトとは、熱心に仕事に打ち込んでいた者が、何らかのきっかけにより、突然陥る無気力で非活動的な精神状態のことをいう。そのような状態に陥る者は、理想が高く責任感があり真面目な性格であって、看護や福祉、すなわち対人サービスに従事する者に多くみられるといわれている。いずれの場合であっても、結果的にサービスの質の低下につながることは明らかであろう。バーンアウトが発生する要因には、その個人の性格的なものによる場合や、組織における作業環境や管理体制、あるいは役割関係などの状況的なものによる場合がある。現業にある者は「私にこの人を支えることができるのだろうか」「私は何のために支援をしているのだろうか」「これほど力を尽くしているのに適切な評価が得られない」などの焦りや不安を抱き、いつしか無力感や絶望感に襲われる。そのような事態の軽減や防止のためには、ソーシャルワーカー自身がバーンアウトについて深く理解することが必要であり、同時に個々のソーシャルワーカーへの組織的なスーパービジョン・システムの確立が急務となる。

B. スーパービジョンの機能

［1］管理的機能

　管理的機能は、2つの側面から捉えることができる。1つはソーシャルワーカーとしての機能やニーズへの対応が十分に遂行されているかという視点であり、もう1つは業務の負担や効率性、担当するケース数などが適切かという視点である。前者を例に考えてみよう。多くのソーシャルワーカーは、それぞれの機関や施設に所属し、スタッフとして実践に従事している。クライエントの側から見た場合、そのソーシャルワーカーが熟練者であれ、新人であれ、同等な1人の支援者として捉えることが多い。仮に、新人ソーシャルワーカーが所属組織の機能や手順と矛盾する不適切な支援を行えば、クライエントはその機関・施設全体に対して不快感や不信感を抱くであろう。その結果、ソーシャルワーカーとクライエントとの間で信頼関係を形成することが困難となり、クライエントによるサービスに対する拒否や抵抗が表れる可能性も否定できない。そのような事態を避けるためには、一人ひとりのソーシャルワーカーが組織の一員としての自覚と責任をもつとともに、組織の方針や機能、あるいはソーシャルワークそのも

のについての理解を深めることが重要となる。管理的機能では、所属する組織の目的に沿って**効果的なサービスを提供できる**ようにすること、またその組織に所属するソーシャルワーカーが**自身の能力を発揮できる**ような体制づくりを行うこと、さらにはそれぞれのソーシャルワーカーの**力量に応じたケースの配分を考える**ことなどに焦点が当てられるのである。

[2] 教育的機能

　多くのソーシャルワーカーは、大学やその他の教育機関での学びを通して、ソーシャルワークに関する理論を習得し、基本的な知識や技術を備えている。しかし、実際の支援では、それらをうまく活用できない場合が多い。**教育的機能**では、ソーシャルワーカーが支援技能を高め、専門職として効果的なサービスを提供できるように、具体的かつ実践的な指導・助言を行うことに焦点が当てられる。たとえば、「**人間の尊厳**」や「**社会正義**」などのソーシャルワークの価値や倫理、「**共感**」や「**受容**」などのソーシャルワーカーとしての姿勢や態度、あるいは支援の開始期における「インテーク」「アセスメント」「プランニング」、展開期における「インターベンション」「モニタリング」、終結期における「エバリュエーション」「ターミネーション」「アフターケア」などの支援過程に関する知識や技術、さらには社会資源の活用方法や記録の書き方などである。それらを、実践を通して理解することで、一人ひとりのソーシャルワーカーが自分の頭で考え、自分の判断で行動することが可能となるのである。スーパービジョンの基底には「**教えること−学ぶこと**」があり、特に教育的機能の目的としては、より高度な知識・技術を身につけそれを**実践する能力を培う**こと、**自己覚知の機会を設ける**こと、**学習意欲を持続する**ことなどが挙げられる。

共感
empathy

自己覚知
self-awareness
自己の価値観や感情などを深い次元で理解すること。

[3] 支持的機能

　支持的機能とは、ソーシャルワーカーの支援実践をスーパーバイザーが**精神的にサポートする**ことをいう。本来、ソーシャルワーカーは専門職としての職業上の自由意思、専門的判断と活動の自由裁量の権限をもつものである。ところが、多くのソーシャルワーカーは組織に所属し実践に従事しているため、少なからず職場の指揮命令が影響することとなる。そしてその結果、自分の思いや願いとは違った言動をとらざるを得ない状況に追いやられる場合も少なくない。そのような場面は、私たちの日常にも存在する。「本当は○○したいのだけれども、周囲のことを考えると××しなければ……」といった具合に。理想と現実、支援の方法論と福祉の経営管

理論、同僚とのすれ違いや上司との確執など、その狭間で生じる**ジレンマ**や**葛藤**をいかに克服していくのかが、その後のソーシャルワーカーの道を左右するといっても過言ではない。支持的機能は、スーパーバイザーとスーパーバイジーが課題を共有し、受容と共感を通じて、支援活動の中で生じるジレンマや葛藤の調整を行い、**自己覚知の促進とバーンアウトの防止**を含めた専門職としての成長を促すものである。

　以上、3つの機能について概観したが、これらの機能は個々独立したものではなく、互いに関連するものであり、どれ1つ欠けても効果的なスーパービジョンを期待することはできないのである。

3. スーパービジョンの方法と留意点

A. スーパービジョンの種類

［1］個人スーパービジョン

　個人スーパービジョンとは、スーパーバイザーとスーパーバイジーの1対1の関係を通して面接形式で行われるものである。この形式の長所は、両者の信頼関係が育ちやすく、1人のスーパーバイジーの課題に対して深く掘り下げることができる点である。また、スーパーバイジーの専門職としての成長度に合わせて実施することができるという利点も考えられる。しかし一方では、担当するスーパーバイザーの指導・助言が色濃く表れる限定的なものになる場合もある。さらに、信頼関係が育ちやすい反面、それがうまくいかないと両者にとって解決し難い状況になることもある。

［2］グループ・スーパービジョン

　グループ・スーパービジョンとは、1人のスーパーバイザーが複数のスーパーバイジーに向けて行う事例検討会や研修会など、**グループダイナミクス**を活かした形式のものをいう。この形式の長所は、スーパーバイジー同士で意見を出し合い、議論・検討することによって、学習効果の高まりが期待できる点である。また、意見交換を行うことで、新たな気づきや共感が生まれ、さらにはグループへの**帰属意識**を高めることにもつながる。しかし、1人のスーパーバイザーが複数のスーパーバイジーを担当するこ

グループダイナミクス
group dynamics
集団力学。複雑な相互関係によって成立するグループに生じる事象を明らかにしようとする学問。

とには時間的にも能力的にも限界があり、一人ひとりの課題を把握し、それぞれの目標を達成することに困難があることも事実である。

[3] ライブ・スーパービジョン

ライブ・スーパービジョンとは、スーパーバイザーとスーパーバイジーとが一緒にクライエントの支援に当たりながら行われる形式のものをいう。たとえば、スーパーバイザーがスーパーバイジーの担当するクライエントとの面接に同席したり、家庭訪問の際に同行したりするなど、実際に課題や時間を共有するものがこれに該当する。この形式のメリットは、スーパーバイジーの表情や態度、話す言葉のスピードやトーンなど、記録上では理解できない部分が明確化され、即応した指導・助言が行える点である。しかし一方では、スーパーバイジーが必要以上の緊張状態に陥ることが予想され、本来の能力をうまく活用できないことも考えられる。なお、ここではスーパーバイザーの同席や同行に対するクライエントの**了解・同意**が必要である。

[4] チーム・スーパービジョン

チーム・スーパービジョンとは、互いに共通するクライエントに向けて、チームとしてどのようなサービスを提供することが望ましいのか、またチームのメンバーがどのように役割や機能を果たすことが望ましいのかという点に着目し行われる形式のものをいう。他職種や他機関のスタッフが連携・協働して支援を展開する**チーム・ケア**などの場面では特に有効である。

チーム・ケア
team care

[5] ピア・スーパービジョン

ピア・スーパービジョンとは、支援にかかわるソーシャルワーカー同士や学生同士などが同じ課題を抱える仲間（ピア）として行う事例検討会などを指す。この形式では、上下関係が生じにくく自由な発言が可能となるが、一方では話の方向性が定まらず、内容が深まらないケースが考えられる。この形式の基本的な留意点として、①特定のメンバーを非難・中傷しないようにする、②自分の意見への他のメンバーの意見を傾聴する、③互いの考えや価値観を尊重し認め合うようにする、④特定のメンバーばかりが発言しないように配慮する、などが挙げられる[(3)]。

[6] セルフ・スーパービジョン

セルフ・スーパービジョンとは、スーパーバイザーの介入を求めずにソーシャルワーカー自身で行う形式のものをいう。たとえば、自らが担当し

た面接場面を記録（録画・録音など）しておき、それを視聴することによって自分の発言や応答の仕方などを確認・評価し、専門職としての成長を図ろうとするものなどがこれに該当する。ここでは、面接場面を記録することや教育訓練に用いることへのクライエントの**了解・同意**が必要である。

B. スーパービジョンの課題

　ここでは、福祉施設における個人スーパービジョンについて考えてみよう。その大きな課題の１つとして、スーパービジョンを実施するための時間を設けることが困難であるという点が挙げられる。福祉施設に勤務する職員は業務に追われ、慌ただしく動いている。そのような状況において、１対１の面接を行うことが可能であろうか。本来、個人スーパービジョンは定期的・継続的に行われるべきであるが、現状では煩雑な業務と変則的な勤務形態から不規則に行われ、その結果スーパービジョン自体が消滅する事態も生じている。また、専従のスーパーバイザーが雇用されているか否か、質が担保されているか否かなどの問題も絡み、実施の困難さに拍車をかけている。慢性的な忙しさの中で、それぞれの施設の特性に応じた方法を見出す必要があろう。

　今後は、福祉施設の機能について熟知し（**管理的機能**）、ソーシャルワークの専門的な知識や技術を身につけ（**教育的機能**）、受容と共感を通して他者に伝えることができる（**支持的機能**）、職業としてのスーパーバイザーを質と量の両面から養成すること、また福祉施設に勤務する職員一人ひとりが、スーパービジョンについて理解を深め、それを受けることへの積極的・主体的な態度を形成することが重要となる。

　最後にスーパービジョンのあり方について確認し、結びとしよう。前にも述べたように、スーパーバイジーには経験の浅いソーシャルワーカーや学生などが該当するケースが多い。しかしながら、ソーシャルワーカーは質の高いサービスの提供とその保障をしていく立場にあるため、経験を積んだ者であっても、さらに高度な支援のスキルを身につける必要がある。また、たとえば福祉施設の経営者や管理者であっても、違った視点からのレベルアップが求められる。施設を適切に経営・運営していくためには、優れた経営管理とサービス管理とが、両輪となって展開されることが重要である。したがって、熟練したソーシャルワーカーであれ、経営者・管理者であれ、どのような立場であっても、状況に応じた指導・助言（スーパービジョン）を受けることが必要となる。言い換えれば、福祉従事者には、よりよい支援実践や適切なサービス提供のための弛みない努力が不可欠で

あり、これだけの知識や技術を身につければよいといった「ゴール」は存在しないのである。スーパービジョンは、ソーシャルワーカーに限らず専門職としての成長のために不可欠な機能といえる。

注)
(1) 全米ソーシャルワーカー協会著／竹内一夫・清水隆則・小田兼三訳『ソーシャル・ケースワーク：ジェネリックとスペシフィック―ミルフォード会議報告』相川書房，1993，p.85.
(2) ペティース，D.E. 著／松本武子・木村嘉男訳『社会福祉のスーパービジョン』誠信書房，1976，pp.4-5. より引用し，一部筆者が加筆した.
(3) 「本書のねらいと構成」奈良県社会福祉協議会編『ワーカーを育てるスーパービジョン―よい援助関係をめざすワーカートレーニング』中央法規出版，2000，p.36. ここでは「利用者」を「クライエント」に置き換えて記述した.
(4) 一般社団法人日本社会福祉教育学校連盟監修『ソーシャルワーク・スーパービジョン論』中央法規出版，2015，p.3.

■理解を深めるための参考文献
●カデューシン，A. & ハークネス，D. 著／福山和女監修／萬歳芙美子・荻野ひろみ監訳／田中千枝子責任編集『スーパービジョン イン ソーシャルワーク』第5版，中央法規出版，2016.
最先端のソーシャルワーク・スーパービジョンの概要とともに、社会機関におけるスーパービジョンの位置づけや機能、過程、現状で注目されている課題などについて詳細に述べられている。
●助川征雄・相川章子・田村綾子『福祉の現場で役立つスーパービジョンの本―さらなる飛躍のための理論と実践例』河出書房新社，2012.
豊富な経験をもつ著者による指南書。スーパービジョンを行うための知識や技術のほか、多くの実践例を紹介している。

コラム 15分間の沈黙

　ソーシャルワーク実習における巡回指導での出来事。担当教員が学生の実習する特別養護老人ホームを訪問し、状況の確認を行おうとした。ところが、学生は何も話さず、ただうつむいているだけであった。教員が「何かあったの？」と訊ねても返答がない。その間教員は、自分の身に起こった最近の出来事について話し、それに対する感想を述べていた。しばしの沈黙の後、突然学生が泣き出した。教員は学生を黙って見守った。15分ほど経ってから、教員は「何も気にせず思っていることを言ってごらん。自分のタイミングでいいからね」と告げた。すると学生は、自分のイメージとかけ離れた職員の姿勢や態度、それを目の当たりにしたことで福祉の道をあきらめるといった自らの思いを語り始めた。

　おそらく学生は、自分の思い描いていたものと実際との差異に困惑し、混乱したのであろう。このケースで教員は、自らの話をすることでリラックスした雰囲気をつくり、学生に話を切り出させるための"きっかけ"を与えようと努力している。また教員は、黙り込む学生に多くの質問を投げかけるのではなく、沈黙に付き合うことを選択している。そこに非言語的なコミュニケーションの存在を確認することができよう。そうすることで、結果的に学生は自らの思いを語り始めるのである。

　沈黙に付き合うこと。それはある種の「傾聴」であり「共感」であり「受容」である。沈黙の後、2人はそれぞれの思いや願いを語り合い、学生は笑顔を取り戻し、実習をやり遂げたという。支持的機能が充分に活かされたスーパービジョンであったに違いない。

第11章 ソーシャルワークにおけるコンサルテーション

ソーシャルワーカーは、さまざまな関係者、関係機関と連携・協働をしながら、課題や問題をもつクライエント個人や集団、組織、地域への支援を展開することを求められる。本章では、多職種・多機関などとの協働による支援の展開を行う上で有効な方法として「コンサルテーション」を取り上げ、類似する概念であるスーパービジョンとの異同にも触れながら、その目的や方法について学ぶ。

1

コンサルテーションの定義、目的について学ぶとともに、スーパービジョンがもつ特徴と比較し、ソーシャルワークにおけるコンサルテーションの活用について考える。

2

コンサルタントとコンサルティの関係や、それぞれに求められる役割、資質について学ぶとともに、ソーシャルワークにおける具体的なコンサルテーション場面について理解を深める。

3

コンサルテーションの具体的な方法やプロセスについて学び、ソーシャルワークにおけるコンサルテーションのあり方について考える。

1. コンサルテーションとは

A. コンサルテーションの定義

ソーシャルワーカーには、多職種・多機関と協働し、また地域住民など
とも協働しながら、課題を抱えた個人や集団、組織への支援を展開するこ
とが求められている。支援を展開するうえで、さまざまな**ステークホルダ
ー**とともに課題に向き合う際、有効な援助方法の1つとして**コンサルテ
ーション**がある。

自らの専門性に基づいて他の専門性をもつ者を援助する者を「**コンサル
タント**」と呼び、その援助を受ける者を「**コンサルティ**」と呼ぶ。対人サ
ービス領域におけるコンサルテーションの方法を確立した**カプラン**による
と、「コンサルテーションは、二人の専門家、すなわちコンサルタントと
コンサルティの間の相互作用の一つの過程である。そして、コンサルタン
トがコンサルティに対して、コンサルティの抱えているクライエントに関
係した特定の問題をコンサルティの仕事の中でより効果的に解決できるよ
う援助する関係をいう」[(1)]とされる。カプラン以降、さまざまに定義され、
それらを統合して、大島は「コンサルテーションとは、異なる専門性を持
つ複数の者（非専門職を含む）が、自由意思に基づく任意の契約関係の中
で、支援対象となる特定の問題状況を検討し、よりよい援助のあり方を共
に話し合い解決する、有期限の協働プロセスのこと」としている[(2)]。特定
の問題状況とは、クライエント個人、集団、組織の場合もある。また、コ
ンサルテーションが目指すゴールは特定の問題状況の課題に用いられるサ
ービスを向上させることであり、問題解決に向けてコンサルティの力量を
向上させることである。

B. コンサルテーションとスーパービジョンの異同

コンサルテーションは、前章で検討しているスーパービジョンと構造や
機能が類似するため、区別が曖昧であり、しばしば混同される。

[1] 共通する要素

構造上の両者に共通する要素として、「コンサルタント・スーパーバイ

ステークホルダー
stakeholder
「利害関係者」ともい
う。活動や取組みによっ
て直接的ないし間接的に
影響を受ける関係者を指
す。ソーシャルワークの
場面においては、クライ
エント、家族、支援機
関、関連団体、地域住民
など、多岐に及ぶ。

コンサルテーション
consultation

コンサルタント
consultant

コンサルティ
consultee

カプラン
Caplan, Gerald
1917 ～ 2008
アメリカの地域精神保健
に大きく貢献した。著書
『予防精神医学』におい
て、予防概念について地
域レベルでの問題発生の
減少を目指す「第一次予
防」、問題の早期発見・
早期介入を図る「第二次
予防」、介入後の機能・
生活の維持を図る「第三
次予防」とする枠組みを
示した。

ザー」「コンサルティ・スーパーバイジー」「クライエントおよびその支援にかかわる問題状況」という三者関係が基本となることが挙げられる。また、コンサルタント・スーパーバイザーは、クライエントに対して直接的な関与を行うことは原則ないこと、コンサルティ・スーパーバイジーのニーズによって役割が変化することも共通する要素である。

さらに、スーパービジョンの機能としてカデューシンらが示す「管理的機能」「教育的機能」「支持的機能」[3] とコンサルテーションの機能とで共通する点がある。両者は共通して、コンサルタント・スーパーバイザーが、問題解決に有効な知識や技術を提供し、専門職としての資質と力量の向上を図るという「教育的機能」、コンサルタント・スーパーバイザーが、精神的に支え、自信をもって問題状況の解決や改善に取り組むことができるようにサポートする「支持的機能」をもつ。その他、コンサルティ・スーパーバイジーの業務に焦点を当て、サービスや支援の質の向上、力量の向上を目指すことも共通する要素である。

[2] 異なる要素

スーパービジョンと異なる要素として、まずコンサルタントには一般的に組織的な管理責任は生じず、「管理的機能」をもたないことが挙げられる。コンサルタントとコンサルティの関係は、専門職として対等な関係にあるといえる。

また、スーパービジョンでは専門性向上が継続的に目指されるが、コンサルテーションでは特定の問題状況の解決や改善が目指される。スーパービジョンと共通する「教育的機能」「支持的機能」についても、コンサルテーションでは特定の問題状況にかかわる内容に援助の焦点が限定される。

さらに、スーパービジョンは同一の専門職による関係であるが、コンサルテーションは異なる専門性をもつ者同士を含む関係であり、ときにコンサルティが当事者家族や地域住民といった非専門職であることも考えられる。

2. コンサルタントとコンサルティ

A. コンサルタント

コンサルタントとは、自らの専門性である知識・技術に基づいて、他の

専門職、同一の専門職、非専門職などに対して、特定の問題状況の解決や改善に向けた援助を行う者である。ソーシャルワーカーが行うコンサルテーションは、同一組織内において行うコンサルテーション（**内部コンサルテーション**）と、他の組織に対して行うコンサルテーション（**外部コンサルテーション**）に分けられる。

[1] 内部コンサルテーション

ソーシャルワーカーが行う、同一組織内におけるコンサルテーションの具体的な場面としては、医療機関や教育機関などがイメージしやすい。

医療機関では、さまざまな専門職が、それぞれ役割を分担しており、医学的な治療を中心に支援・援助が展開されるため、クライエントには生活者としての役割よりも患者としての役割が求められることが多く、クライエントの全人的理解やエンパワメントに努めるといった視点をもちにくい。そこで、ソーシャルワーカーは医師や看護師、リハビリテーション専門職などへのコンサルテーションとして、生活者視点のアセスメント、かかわりについて知識・技術の提供を行い、より質の高い医療の提供やクライエントの QOL の向上を目指す。

教育機関では、教諭が中心になり児童・生徒に教育を提供しており、対象となる児童・生徒の中には、不登校やメンタルヘルスの不調、貧困、虐待といったさまざまな課題を抱える者もいる。このようなさまざまな課題に担任や養護教諭だけでは対応が困難な場合、スクールソーシャルワーカーが知識・技術の提供や、良いかかわりの強化などのコンサルテーションを展開することがある。教育の専門性を発揮する教育現場において、ソーシャルワークの専門性を活用することで、教育機関の組織的な課題および課題を抱えた児童・生徒への対応力の向上につながる。

[2] 外部コンサルテーション

ソーシャルワーカーが外部の組織に対して行うコンサルテーションの具体的な場面としては、福祉サービス第三者評価や地域住民主体の取組みへのコンサルテーションがある。

福祉サービス第三者評価は、福祉サービスの質を、当事者以外の公正・中立な第三者評価機関が専門的かつ客観的な立場から評価するものである。具体的なコンサルテーションは含まないが、専門的かつ客観的な評価に基づく情報提供を通した「気づき」の促しや問題点の明確化、強みへの焦点づけを行うという点では、コンサルテーションの一端を担っている。

また、地域住民が中心となり、地域福祉を推進するための取組みを行う

QOL
Quality Of Life
医療分野では「生命の質」と訳されることが多い。福祉分野では「生活の質」と訳される。Lifeには、人生・生命・日々の暮らしなどの多面的な意味がある。

際にもコンサルテーションが有効である。地域住民が主体となって、組織的に地域の課題解決、問題解決に取り組むことができるように、その地域がもつ文脈を重視しながらソーシャルワーカーが知識・技術を提供し、側面的にサポートしていくコンサルテーションが実践されている。このようなコンサルテーションによって、地域住民の力で地域の課題や問題に対応できるようになることが目指される。

[3] コンサルタントに求められる資質

コンサルタントには、コンサルティに適切なコンサルテーションを行う上でさまざまな能力が求められる。まず適切な知識・技術の提供を行うために、自身の専門性に対する理解を深めている必要がある。

また、コンサルテーションでは助言を行うという立場から、指導する側、指導される側といった上下関係のような状況が生まれやすく、コンサルティの主体性を損なう可能性がある。そのため、コンサルタントにはコンサルティとの対等な関係を構築する力が求められる。

コンサルテーションを行う上では、特定の問題状況の解決や改善のためのアセスメントが必要である。コンサルタントには、その問題状況について、またその問題状況を取り巻く個人、集団、組織、地域といったさまざまな要因について包括的な視点をもち、アセスメントを行うことが求められる。

さらに、コンサルタントが「教育的機能」を発揮する場面では、コンサルティの状況や力量に合わせた知識・技術の提供が求められる。具体的には、提供された知識・技術がどのように活かされるのかを明確に示したり、コンサルティが活用可能な情報提供を行ったりすることがある。

B. コンサルティ

コンサルティとは、コンサルタントから援助を受け、問題状況の解決や改善を目指す者である。コンサルタントとコンサルティは対等な立場であり、互いに専門性を有する者であることから、双方に責任が生じる。また、コンサルティに必要な資質や姿勢として高山は、①問題に気づく力、②問題を解決していこうとする力、③コンサルタントを活用していこうとする力、④コンサルティの抱えている苦悩を表現する力、⑤コンサルタントの助言等を咀嚼する力、⑥コンサルタントの助言等を実践する力、⑦実践を評価し表現する力、の7点を挙げている(4)。

ソーシャルワーカーがコンサルティとして他の専門性をもつ者からコン

サルテーションを受ける場合、単に関連領域の知識や技術を得ることを目的とするのではなく、得た助言をもとにソーシャルワーカーの専門性から咀嚼し、実践し、コンサルタントにフィードバックすることが求められる。

3. コンサルテーションの種類と方法

A. コンサルテーションの種類

［1］ 機能による類型

　カプランは、コンサルテーションの機能を4つの類型にまとめている[1]。

（1） クライエント中心のケースに関するコンサルテーション

　コンサルティが、クライエントの対応に関連して困っている場合のコンサルテーションである。コンサルタントは、自身の専門性を活用することで、クライエントの問題の特性を専門的にアセスメントし、それをコンサルティに伝え、またコンサルティが行う対処方法について提言を行う。

（2） コンサルティ中心のケースに関するコンサルテーション

　コンサルティが、クライエントの対応に困難を感じているときに、クライエントに対応する力を高めたい場合のコンサルテーションである。コンサルタントは、コンサルティがケースに関して困難を感じていることに焦点を当て、その困難を乗り越えるための手助けを行う。

（3） プログラム中心の組織運営上のコンサルテーション

　コンサルティが新しいプログラムを発展させるか、あるいは現在あるプログラムの改善を支援するためのコンサルテーションである。コンサルタントは、自身の専門性やプログラムを発展させる知識・技術・経験を活用し、現在プログラムに生じている問題や課題に関する情報を集め、分析し、短期的、長期的な解決策を提案する。

（4） コンサルティ中心の組織運営上のコンサルテーション

　コンサルティが、プログラムや組織運営に問題を感じているときに、その問題に対応する力を高めたい場合のコンサルテーションである。コンサルタントは、コンサルティが抱えるプログラムの発展や組織の課題（知識、技術、**モチベーション**、**リーダーシップ**、**コンセンサス**など）を理解し、対処することの手助けを行う。

モチベーション
motivation
「動機づけ」ともいう。何らかの行動を起こす際の要因となるもの。モチベーションを維持・向上させるためにはモチベーションと目標との関係が明確で、目標の達成に関する可能性が見込めることが必要。

リーダーシップ
leadership
組織において明確なビジョンと目標を示し、パフォーマンスを最大化させることで目標達成を実現する力のこと。

コンセンサス
consensus
多様な意見をもっているステークホルダーの意見の一致を図ること。コンセンサス形成は管理者の統制によるもの、権威によるもの、相互修正、相互理解によるものなどさまざまな要因によって図られる。

［2］実施方法による類型

（1）個別コンサルテーション

個別コンサルテーションは、コンサルタントとコンサルティが1対1で対面、電話、メールなどで継続的に行うコンサルテーションである。特定の問題状況の解決や改善がなされるよう取り組まれる。個別コンサルテーションでは、コンサルタントとコンサルティの信頼関係が育ちやすく、適宜抱えている問題状況について話し合いやすいという長所がある。

（2）グループ・コンサルテーション

グループ・コンサルテーションは、1人または複数のコンサルタントと、数人のコンサルティで、コンサルティそれぞれが抱える問題状況についてグループで議論し、解決や改善のための方法を検討するコンサルテーションである。グループ・コンサルテーションは、コンサルティそれぞれが自身の経験と課題を共有することによって、問題状況の解決や改善のためのアイデアを得たり、「困難を抱えているのは自分だけではない」と孤立感を軽減させたりすることにつながり、さらには取組みに対するストレスの軽減にもつながる。

（3）ピア・コンサルテーション

ピア・コンサルテーションは、同等の専門性、知識や技術といった力量をもつ者で構成され、相互に知識や技術を共有したり、情報提供したりすることで、サポートし合うコンサルテーションである。ピア・コンサルテーションでは、管理責任や説明責任が生じることはなく、より対等な関係の中で進めることで、問題状況の解決や改善へのモチベーションの維持・向上につなげていくのである。

B. コンサルテーションのプロセス

ブラウンらは、コンサルテーションについて、次の8段階からなるプロセスモデルを示している[5]。

まず、①出会い（entry）および②契約（contract）の段階において、コンサルティはコンサルタントに援助を求め、出会い、実施するコンサルテーションの内容について大まかに検討し、コンサルテーションの開始について判断する。この段階で丁寧なかかわりをもつことで、信頼関係を築くことが、この後のプロセスでの援助の基盤となる。

コンサルテーションが開始されると、より詳しい③アセスメント（assessment）を踏まえて、問題状況の明確化とコンサルテーションのゴールの設定、つまり④問題の定義づけと目標設定（problem definition and goal setting）を行う。目標設定がされれば、コンサルタントとコンサルティが協働して、何にどのように取り組むのかを具体的に検討し、コンサルテーションの⑤かかわり方の選別（strategy selection）を行う。最終的にコンサルタントはコンサルティ自身が解決策を考えることができるよう援助する。

　そして、問題状況の解消や改善に向けたコンサルタントの⑥介入（intervention）が開始され、⑦評価（evaluation）によって適宜振り返り、コンサルテーションの方法を改善する。その上で、問題状況の解決や改善が図られたとコンサルタントとコンサルティがともに同意したとき、コンサルテーションは⑧終結（termination）する。

注）

(1)　Caplan, G., *The theory and practice of mental health consultation*, Basic Books, 1970.

(2)　大島巌「コンサルテーションの定義と方法―その特徴・意義・可能性」一般社団法人 日本社会福祉教育学校連盟＆ソーシャルワーク・スーパービジョン編集委員会編『ソーシャルワーク・スーパービジョン論』中央法規出版，2015，pp.279 -294.

(3)　Kadushin, A., Harkness, D., *Supervision in Social Work*, 5th ed., Columbia University Press, 2014.

(4)　高山直樹「社会福祉分野におけるコンサルテーションの実際」一般社団法人 日本社会福祉教育学校連盟＆ソーシャルワーク・スーパービジョン編集委員会編『ソーシャルワーク・スーパービジョン論』中央法規出版，2015，pp.295-310.

(5)　Brown, D., Prywansky, W. B., Schulte, A. C. *Psychological consultation: Introduction to theory and practice*, 5th ed., Allyn and Bacon, 2001.

コラム　科学的根拠に基づく実践とコンサルテーション

科学的根拠に基づく実践
EBP: Evidence-Based
Practice
クライエント個人、集団、組織、地域などの対象者への援助効果（アウトカム）を向上させる一貫した科学的根拠（エビデンス）のある実践のこと。EBPの効果は、ランダム化比較試験(Randomized Controlled Trial)などの介入研究によって明らかにされ、アウトカムに関するエビデンスが蓄積される。

　科学的根拠に基づく実践（EBP）を中心に、効果的なプログラムの開発・実施・普及への関心が高まっている。一方で、ソーシャルワーク領域におけるEBPは、特定の知識・技術の習得が求められ、また多くの場合、1人のソーシャルワーカーの取組みではなく組織的な取組みとなるため、組織のコンセンサスが得られず、有効性が証明されていても実施が進まない現状がある。このようなEBPの実施・普及においては、知識・技術の伝達だけでなく、EBPを実施する環境をコーディネートするコンサルテーションが重要である。

　EBPの実施のためのコンサルテーションにおいては、組織全体の知識・技術の向上を目指し、また実施体制づくりや組織のコンセンサス形成、モチベーションの維持・向上、リーダーシップ養成など、EBPを取り巻くさまざまな状況への介入が求められる。

第12章 ソーシャルワーク臨床の課題

　ソーシャルワークのプロセスには、サービスにかかわる実務過程と同時に利用者との力動的な関係過程が含まれており、ソーシャルワーク臨床においては、関係過程が支援の質を左右している。本章は、ソーシャルワークの関係過程を重視する立場から、わが国のソーシャルワークの課題を確認し、いくつかの問題提起をしておくことを趣旨としている。

1

　ソーシャルワークにおける「臨床的態度」が「利用者とともにある」という姿勢であることを明確化し、ソーシャルワーク実践が歴史的に「臨床的態度」を基盤として発展してきたことを確認する。

2

　わが国のソーシャルワークの現状と問題点について考察する。わが国のソーシャルワークは、臨床の蓄積のうえに成立したものとはいいがたく、土台のない家屋のような様相を呈している。

3

　わが国のソーシャルワーク理論の状況とソーシャルワーク教育のあり方について検討し、臨床現場のソーシャルワーカーが、今後どのような努力をしていくべきかについての提言を行う。

1. わが国におけるソーシャルワークの臨床

A. 相談援助とソーシャルワークの臨床

[1]「現場」という概念と「臨床」のちがい

　まず、現場と臨床との概念のちがいから検討したい。相談援助の実践の場は、「現場」と呼ばれることが一般的である。工事現場、撮影現場などの使い方と同じであり、文字通り物理的な実践の場をあらわす言葉である。それに対して、「臨床」という用語は、単なる場をあらわすだけの用語ではなく、利用者との関係性を含んだ用語であり、ソーシャルワーカーが利用者に相対する際の基本的態度をあらわしている[1]。

[2] 臨床的態度とソーシャルワーク

　ソーシャルワーカーの基本的態度は、「利用者の人たちとともにある」という臨床的態度である。このあり方を別の角度から表現すると、利用者の人たちの個別の事情に共感し深く理解して行う実践といえる。

　どのような困難に直面している人も、好き好んでそうなったわけではなく、必死に生きていくうちに、諸般の事情からそうならざるを得なかったわけで、誰にもわかってもらえないつらさを抱えていることが多い。時には、すねたりひねくれたりして周囲に敵対的な関係を持ち、困難や問題をさらに複雑にしている。つまり、人間の抱える問題は、感情や社会関係のあり方と相互に関係しているのである。それらの相互関係を認識したため、個別化の原則を大切にするソーシャルワークが必要とされたといえる。

[3] ソーシャルワークの概念

　ソーシャルワークとは、感情のやり取りを含む利用者との「関係」を基盤として、利用者の困難や問題解決を手伝う仕事である。

　臨床的態度は、ソーシャルワーカーと利用者との関係のあり方（関係性）を規定する。すなわち、「**共感**」という技術を使って深く理解しながらともにある関係を構築し、どのように対処するのかを一緒に考える仕事が、本来の「ソーシャルワーク」である。したがって、古典的ケースワーク理論では、「援助関係論」が1つの柱となっている。

基本的態度
これは、佐藤俊一の主張する「方法としての臨床」という使い方である。

「関係」を基盤
バイステックは、プロセスがケースワークの体であるとすれば、関係が魂（soul）であると述べている[2]。

関係性
relatedness

共感
empathy
共感が持つ治療効果については、コフートの自己心理学など、最近の精神分析理論が参考になる。

B. ソーシャルワークの価値と技術を具現化する臨床的態度

リッチモンドは、その著書(3)の中でプラトンを引用しながら、ソーシャルワーカーは、「異なるものを異なるように扱う」ことを心にとめる必要があると述べている。そして、「彼らと共に現実を誠実に分かち合いさえすれば、たちまち彼らの個人差が明らかになるであろう」と付け加えている。リッチモンドのいう「個人差」の明確化とは、一人ひとりの才能や特徴、彼らの置かれた事情を、心と心のふれあい（つまり相手に共感すること）で深く理解することであるといえる。

この個別の理解の上に立った実践であることが、「臨床」の意味するところと重なってくる。個別性の尊重は人間の尊厳の尊重であり、ソーシャルワークのよって立つ価値をあらわしている。したがって、臨床的であるということは、ソーシャルワークの価値と最も基本的な技術である「共感」に基づく実践であることを意味しているということができる。

リッチモンド
Richmond, Mary Ellen
1861 ～ 1928

C. 相談援助とソーシャルワーク

[1] 社会福祉実務とソーシャルワーク

わが国における社会福祉実践の課題を考察するために、社会福祉実務とソーシャルワークとの区別を試みたい。社会福祉実務は、社会福祉サービスの提供と調整の仕事である。わが国では相談援助と呼ばれる業務がこれにあたる。ところが、社会福祉実務に関する論議の中に、利用者との間の力動的な関係過程に関する熟慮がほとんど含まれていない。相談援助業務が、ソーシャルワークと呼べるか否かは疑わしい。

現場のソーシャルワーカーの多くは、社会資源の活用や法律・制度の知識を蓄積し、それらの活用にはたけているが、ソーシャルワーク理論に基づいた価値と技術のもとに実践を行っているという自覚は乏しいといわれている。その理由の1つとして、教育機関が臨床に基づいたソーシャルワークを教えてこなかったという疑いを挙げることができる。ソーシャルワークの実践と教育とが乖離してきたことは事実である。

[2] わが国にソーシャルワークは定着したか

わが国の臨床現場には、ソーシャルワークが必ずしも定着していない現状がある。窪田は、わが国の相談援助業務が、制度的な規制のためにソーシャルワーク理論に基づくものであるというよりは、経験に基づいた法律・制度の活用と運用とが中心になっている状況を指摘し、そのような状

況が継続している要因について考察している。

　それらを要約すると、ソーシャルワーク実践がわが国において十分に理解されていないばかりか、相談援助者自身にもソーシャルワーカーとしての自覚が乏しい状況が浮かび上がってくる。さらに、ソーシャルワーク研究のあり方も、そのような状況を改善するよりは、補強する役割をしていると指摘している[4]。つまり、わが国には、ソーシャルワークが浸透していないということである。わが国の相談援助業務と呼ばれている仕事の内容は、社会福祉実務であってもソーシャルワークとは呼べない可能性がある。

[3] すべてのソーシャルワーク実践は「臨床」を基盤にする

　わが国の社会福祉実務は、現状のままでは必ずしもソーシャルワークとはいえない。そのような状況は、ソーシャルワークの研究者も実践者も多少なりとも認識し、危機感を感じていることである。それこそが、わが国におけるソーシャルワークの中心的課題である。

　本書の中で何度も述べたように、ソーシャルワークの意義は、人間と環境との間によりよい関係をもたらすことである。制度的に規定されているサービスを、受給権のある人たちに提供し重複や漏れのないように調整する仕事は、人間と環境（社会福祉制度という環境の一部）とのよりよい関係のための実務である。しかし、マニュアルに従って制度的サービス提供とその調整さえしていれば、対象となる人間と環境とのよりよい関係が成立するかといえばそれは別問題である。

　独自の個性を持つ生身の人間である利用者が、主体的に**環境とのよりよい関係**を形成することこそが、ソーシャルワークの価値であり目標である。だとすれば、ソーシャルワークは、「利用者とともにある」という基本的態度を基盤とし、個人と環境とがともに成長することを助けることによって、両者のよりよい関係のあり方の実現に寄与していなくてはならないであろう。

よりよい関係
リッチモンドは、よりよい関係をもたらすことで個人のパーソナリティの発展に寄与することがソーシャルワークの目的であるとしている。

環境とのよりよい関係
環境に対してソーシャルワーカーが行う実践は、つきつめて言えば、個人を取り巻く環境が個人の個別性を受け入れるように働きかけることに尽きる。たとえば、異なった人びとを同じように扱う社会は、社会的弱者や障害を持った人をはじき出す硬直化した環境であるといえる。個人差のある人びとを異なったままで受け入れられる社会が、より成熟した社会なのである。

2. わが国のソーシャルワークの課題

A. わが国のソーシャルワークの状況

[1] ソーシャルワークの多様化

　本書では、これまでの各章において、わが国のソーシャルワーク実践を記述してきた。それらから確認できるように、ソーシャルワーク実践の守備範囲は広大である。個人、家族、小集団を対象としたミクロレベル、組織、コミュニティを対象としたメゾレベル、政策や制度を対象としたマクロレベルでソーシャルワークは展開されている。

　世界的な流れとして、ソーシャルワークの仕事は広い守備範囲を持つため、歴史的にケースワーク、グループワーク、コミュニティオーガニゼーションなどの異なった理論的背景を持つ方法論に分かれて発展した。また、ソーシャルワークの分野も、児童、障害者、医療、教育、司法などの領域において、それぞれの専門ソーシャルワークが発展した。

　そのため、1960年代には専門分化しすぎたソーシャルワークが時代の要請に合わないという反省が生まれ、とりわけ心理療法化したケースワークが「時代の要請に応えていない」と槍玉に挙がった。そして、1970年代には細分化した分野や方法の統合化が論議されるようになった。

[2] わが国のソーシャルワーク論争

　わが国にソーシャルワークが導入されたのは、戦後になってからであるが、アメリカから導入されたケースワーク理論は、社会政策的立場から社会事業を研究していた社会福祉学者から厳しい批判にさらされた。これは、貧困問題に関連した**孝橋正一**を代表とする「**制度政策論**」と竹内愛二に代表される「**技術方法論**」の激しい対立であり、**社会福祉本質論争**と呼ばれる。この論争は、相互に排他的だったといわれている。

　現在からみると、以上のような論争は、臨床の立場に立つか政策の立場に立つかの違いによるものと解釈できる。ソーシャルワークの臨床は、その起源から貧困とかかわってきたが、貧困の社会経済学的因果関係を扱う以前に、「貧困という問題を抱えた人間」を対象とした実践理論であった[5]。つまり、社会福祉の本質が何であれ、ソーシャルワークの臨床は、現に困難に陥っている人たちの尊厳をまもり、人と環境とを同時に変化さ

181

せ、よりよい関係を目指そうという活動であった。

［3］ わが国のソーシャルワークの現状

　ソーシャルワーク導入を巡るいざこざは、当時のアメリカのケースワークが精神分析の影響を受け、心理療法化しすぎていたからだというのが通説になっている。したがって、1970年代のソーシャルワークの教科書は、必ずといってよいほど「ケースワークの心理学的偏向」を克服して、日本的なソーシャルワークを確立しなければならないとの論調で書かれていた。そして、この傾向は、当時のケースワーク批判の動向と一致していた。したがって、関係過程を重視してきた伝統的なケースワークは敬遠されたのである。

　このようなソーシャルワークの導入は、わが国の臨床現場のソーシャルワーカーに計り知れない影響を与えている。ソーシャルワーカーを目指す学生が、ソーシャルワークの古典を読まなくなったのである。ソーシャルワークの人間観や価値を具現化する活動の基本は、古典から系統的に読み進め、現在の論議にたどり着くことによって身につくものである。

　それがないままに、流行の理論や技法に飛びつかざるを得ない状況が、わが国のソーシャルワークの現状といえる。

計り知れない影響
経験的に、臨床現場のソーシャルワーカーは、ソーシャルワーク理論の必要性を認められなくなっている。日本的ソーシャルワークはどこにも存在しないのである。

B. ソーシャルワーク理論の課題

［1］ 土台のない家屋

　わが国では、伝統的なソーシャルワーク理論を「心理学的偏向」として敬遠してきた傾向がある。1970年代以降の「統合化」の動きのみが欧米から直輸入され、論議されているようである。窪田は、わが国のソーシャルワーク研究を次のように概観している。ソーシャルワーク理論は、「1970年代の『統合化』の流れを受けて、ますます総合的に、あらゆる領域への対処に適応しようとする。今日基本的な教育のなかで、ジェネラルソーシャルワークの重要性が主張されるのもその一つの現れであるが、理論はますます包括的に、かつその抽象度を上げてゆくことになる。研究的な討論はその土俵の上で行われる」[(4)]と。

　ソーシャルワーク統合化の論議は、ソーシャルワークが専門分化して、それぞれの分野を確立していてこそ必要になる。各分野の専門性の確立と深化なしに包括的な論議をすることは、土台のない家屋を建てようとしているようなものであろう。

[2] ソーシャルワーク理論の分類

　ソーシャルワーク理論を概観してみると、性質の異なる理論から成立していることがわかる。それらを大別すると、いわゆる実践のためのソーシャルワーク理論と、ソーシャルワークの多様な理論を統合するための理論とである。ソーシャルワーク理論を統合する理論として現在代表的なものは、ジャーメインのエコロジカル・ソーシャルワーク理論である。また、ソーシャルワークの本質を包括的に把握しようとする試みとして、ジェネラリスト・ソーシャルワークが提唱されるようになっている。

[3] ソーシャルワーク理論のバランス

　欧米のソーシャルワーク理論の流れをみると、一方で特殊なニーズに対応する特殊なソーシャルワークの領域が確立すると同時に、もう一方で包括的なソーシャルワークが提唱されてきたことが確認できる。コミュニティワークの強調やソーシャルワーク統合化の大波に隠れて目立たないが、ソーシャルワークには他の専門領域と同じように専門分化する方向性と統合化していく方向性とが同時に存在している。

　現代社会の福祉問題は複雑化しているため、ソーシャルワークも専門分化し、専門分化するがゆえにソーシャルワーク独自の包括的な視点が危機に瀕する。そのため、一方で多様な活動領域を統合する理論が必要になってくるのである。それとは逆に、臨床現場で使用される具体的で有効なアプローチは、専門分化したソーシャルワークが存在しなければ導き出せないのである。以上のような二方向性を持った専門職であることが、ソーシャルワークの独自性であるといえる。専門ソーシャルワークの発展が、統合理論の必要性を生み出すのであって、専門ソーシャルワークの十分な発展のみられないわが国において統合化の理論のみが強調されるのは、いびつなバランスであるといえる。

C. ソーシャルワーク教育の課題

[1] ソーシャルワークを教えること

　欧米の社会福祉教育者からの批判として、「日本の大学ではソーシャルワークについて教えるけれども、ソーシャルワークを教えない」というものがあるらしい[4]。これは言い得て妙である。何度も繰り返すが、ソーシャルワークの人間観や価値を具現化する活動（臨床に基づいたソーシャルワーク）の基本は、古典から系統的に読み進め、現在の論議にたどり着くことによって身につくものである。

ソーシャルワーク理論
いわゆるソーシャルワーク理論としては、古典的なものを挙げると、リッチモンド、ハミルトン、パールマン、アプテカー、バイステック、ホリスなどが邦訳されて紹介されている。

ジャーメイン
Germain, Carel Bailey
1916 ～ 1995

専門分化したソーシャルワークが導き出すもの
たとえば、エコロジカル・ソーシャルワークの論者であるジャーメインは、エコロジカル・ソーシャルワーク独自のアプローチは存在せず、伝統的なソーシャルワーク・アプローチを縦横無尽に使用するように勧めている。

アメリカの大学院で使用される、ジェネラリスト・ソーシャルワークの教科書(6)の目次をみると、古典から系統的・包括的にソーシャルワーク実践を説明しようとしたものであることが理解できる。

［2］臨床現場の研究者を育てること

わが国の社会福祉の臨床現場と、教育現場の乖離が指摘されて久しい。その理由の1つが、臨床現場からソーシャルワーク理論に貢献する研究者が多く育たなかったことが挙げられる。この問題は深刻である。なぜならば、リッチモンドが主張するように「ソーシャルワークの訓練学校では、ソーシャルワークの異なった専門の実務をじかに知っている教師のもとで健全な技法を発達させなければならない」(3)からである。

わが国の相談援助業務は、制度的な枠組みに縛られており、ソーシャルワークを発展させる余地が少なかった。これが、臨床現場におけるソーシャルワーク研究を阻んでいた理由の1つである。

もう1つの理由として、教育現場の研究者によって、臨床現場のソーシャルワーカーがほとんど唯一の研究手段としている「事例研究」の意義があまり評価されないことも挙げられるかもしれない。教育機関は、臨床現場と連携し、臨床現場のソーシャルワーカーの卒業後研修の機会と、「事例研究」の手法の確立に協力する必要があろう。

［3］資格制度の明と暗

わが国では、1987（昭和62）年に社会福祉士・介護福祉士の国家資格が制定され、10年後の1997（平成9）年には精神保健福祉士の国家資格が制定された。ややいびつな形ではあるが、臨床現場のソーシャルワーカーの念願であったソーシャルワーカーの国家資格化が実現した。

しかし、その一方、大学を含めた養成機関の一部が国家試験受験の予備校化している現状がある。この傾向は、歴史の古い社会福祉士養成教育のほうに強くみられるようである。また、書店の社会福祉関係のコーナーには、受験関係の書籍が並び、ソーシャルワークの専門書は隅の方に追いやられている。これらの現象は、臨床現場にとって深刻な影響を及ぼす可能性がある。それは、受験教育によって、ソーシャルワークの価値を学生が涵養（かんよう）する余裕を失うのではないかという危惧である。

国家資格は、臨床現場のソーシャルワーカーの質の担保のためにも、社会的地位の向上のためにも必要である。しかし、養成機関は資格取得だけではなく、資格取得後の卒業生の研修にも責任を持つ必要があろう。

3. わが国のソーシャルワークの発展のために

A. ソーシャルワーカーの制度依存からの脱却

「障害者総合支援法」に代表される障害者施策のめまぐるしい変動に一喜一憂し、「身をこごめて」新しい制度に自らを合わせていくような障害関係団体や事業体の姿が指摘されている。このようにめまぐるしく変わる施策に翻弄される姿は、ソーシャルワーカーも同様である。

わが国のソーシャルワーカーは、以前から福祉制度や福祉施策に依存して仕事を組み立ててきたといわれている。それは、わが国の社会福祉制度がソーシャルワーカーの活躍を枠づけしてきたことが第1の要因である。限定的で選択肢のない福祉サービスを配分する仕事は、裁量の余地がないため、ソーシャルワークの入り込む余地がなかったといえる。第2の要因は、臨床現場のソーシャルワーカーの学ぶ機会の少なさである。

「制度依存」から脱却するためには、臨床現場のニーズに率直に共感できる能力とともに、ソーシャルワークの古典に立ち返って、そのよって立つ理念と利用者との関係過程に関する理論を身につける必要がある。そのためには、「利用者とともにある」基本的態度（臨床的態度）を身につけることが必要である。ソーシャルワーカーの卒後研修や**スーパービジョン**の機会を臨床現場の側から主体的に整備するとともに、積極的に活用することが求められている。

障害者施策の変動に対する指摘
きょうされん障害者自立支援法対策本部編が出版した「（障害者自立支援法）緊急ブックレットシリーズ」には、再三このような光景が描かれている。

選択肢のない福祉サービスを配分する仕事
決まりきったサービスをただ配分する仕事を指して、窪田は「電話帳式福祉」と揶揄している[7]。

スーパービジョン
supervision
➡第10章参照。

B. 援助技術を身につけ、職域を拡大すること

臨床現場で対象である利用者に直接向き合うソーシャルワーカーには、目の前にいる一人ひとりに共感し、彼らを理解し、ともに向上できる関係を構築する技術が要求されている。なぜならば、利用者の人びとに共感し理解することなしに、彼らの本当のニーズを了解し言葉にして代弁すること、あるいは彼らを**エンパワメント**することはできないからである。

ソーシャルワーカーの活動と技術については、本書の各章で紹介してきたが、それらは主として個人に焦点を当てた心理社会的プロセスへの介入から、社会政策、社会計画への介入までの広大な範囲を含んでいる。ソーシャルワークの国際的定義[8]によると、この中には、人びとが地域社会の

エンパワメント
empowerment

中でサービスや社会資源を利用できるように援助する努力だけではなく、カウンセリング、臨床ソーシャルワーク、グループワーク、社会教育、家族援助や家族療法などが含まれている。さらに、施設の運営管理やコミュニティワーク全般も含まれている。

　いずれにしても、ソーシャルワーカーは、しっかりとした技術と理念とを持ち、個人および地域社会の広範な社会福祉問題に対応できるように自己研鑽を続けることがその責務である。ソーシャルワークの有用性が利用者を含めた地域社会の人びとに認められるようになれば、地域社会の人びととともに社会福祉問題に取り組み職域を広げることが可能になるであろう。たとえば、スクールソーシャルワーク、家族ソーシャルワークなどの分野の確立である。そして、それらの活動を通して、わが国のソーシャルワークを発展させることが可能であろう。

注）
(1)　足立叡・佐藤俊一・平岡蕃『ソーシャルケースワーク』中央法規出版，1996，p.18.
(2)　バイステック，F. P. 著／尾崎新・福田俊子・原田和幸訳『ケースワークの原則』誠信書房，1996，p.1.
(3)　リッチモンド，M. 著／小松源助訳『ソーシャル・ケースワークとは何か』中央法規出版，1991，p.92，p.150.
(4)　窪田暁子「ソーシャルワーク業務形成とソーシャルワーク理論—久保紘章氏のソーシャルワーク研究によせて」久保紘章『ソーシャルワーク—利用者へのまなざし』相川書房，2004，p.iv，p.vi，p.vii.
(5)　黒川昭登『福祉はいかにあるべきか—市民福祉の現状と課題』誠信書房，1983，p.54.
(6)　ジョンソン，L. C. & ヤンカ，S. J. 著／山辺朗子・岩間伸之訳『ジェネラリスト・ソーシャルワーク』ミネルヴァ書房，2004 の目次.
(7)　窪田暁子「新しい地平を目指して—PSW の 50 年とこれから」『精神保健福祉』37（3），2006，p.213.
(8)　国際ソーシャルワーカー連盟に採択された 2000 年の定義（旧定義）。2014 年、新しく「ソーシャルワークのグローバル定義」が採択されたが、実践内容の主旨は旧定義と同様である。

▌理解を深めるための参考文献

● 中村桂子『科学者が人間であること』岩波新書，2013.
　自然科学の立場から、科学が「生活者」の立場と解離し、生きた世界を扱いきれなくなっている現状を批判している。本書の「臨床」概念と通底する主張が含まれている。
● デイビッド・ウォーリン著／島津豊美訳『愛着と精神療法』星和書店，2011.
　最近のソーシャルワーク論に欠落している人間性と人間関係の発展に関する知識を総括的に学べる副読本である。

コラム　　ソーシャルワークの歴史をたどること

　学生に、「ソーシャルワーカーとして専門性を身につけるには、何を学べばよいのですか」とたずねられた時、いつも頭をよぎるのが自分自身の精神科ソーシャルワーカーとしての40余年の歴史である。自分自身の仕事の歴史をふり返ると、ソーシャルワークの歴史の変遷と奇妙に一致する。個人的な体験にすぎないが、公開する意味があると思われるので、少し長くなるが、振り返ってみたい。

(1) やみくもに目の前の業務をこなしていた時期

　筆者は、指導教授の紹介で東京郊外の某精神病院に就職した。約40年前のことである。就職して第1に痛感したのは、医師や看護師、心理士などの専門的スタッフに囲まれて、自分が何の技術も専門性ももっていないことである。目の前のクライエントをどのように理解し、どのように援助してよいのか全くめどが立たなかった。それらが全くわからないまま、見様見真似で当時一般的だった精神障害者の社会復帰プログラムを実践していたと思う。つまり、入院中の人に移行的就労先を探して就労訓練してもらい、退院してもらうというプログラムだった。一般には「院外作業」と銘打ったリハビリテーション・プログラムである。

　筆者は、その社会復帰プログラムも、クライエントを深く理解しなければうまくいかないと実感していたため、ソーシャルワークの実践を学びたいと思い、大学院の聴講生として出身大学に週1回、3年間通わせてもらった。しかし、親身になって指導してくれた故岡田真先生（エコロジカル・ソーシャルワーク専攻）には失礼かもしれないが、複雑な感情を持ち生きにくさをもっているクライエントの理解にはあまり役に立たなかったと思う。

(2) 精神分析の導入の時期

　その頃、人伝てに初心者でも受け入れてくれる精神分析の講座があることを知り、それから8年ほど週1回のペースでその講座に通わせてもらった。そこでは、精神分析の創始者のフロイトからはじまり、自我心理学、対象関係論と精神分析の流れに沿ってペーパーを読み、論議するという一貫した教育プログラムが存在した。しかし、筆者は精神分析に対してはとてもアンビバレントな感情をもっており、指定された図書を読むことに抵抗があった。指導者の佐野直哉先生には、大変怠け者の受講者でご迷惑をかけたと思う。精神分析は、しかし臨

床現場のクライエントの理解のために大変役に立った。人間は、とても不合理な存在で複雑であること、人間関係パターンを繰り返すことで懸命に自分の苦しい状況を訴えていること、そのパターンを解決するためには、共感してくれる人が必要なこと等を実感として学べたと思う。それらの知識は、実際の実務に反映され確実に成果が上がった。

(3) ソーシャルワーカーとしてのアイデンティティの危機の時期

しかし、精神分析を学べば学ぶほど、自分が何者であるかがわからなくなってきた。同僚のソーシャルワーカーがとても乱暴にケースの処遇をしているようにみえてハラハラし、何よりもケースに関して話が合わなくなってくることが筆者には苦しかった。他方、精神分析家に同一性を求める気もなかった。この職業同一性の危機は、30代の筆者にとってはとても深刻で、ソーシャルワークの文献を読み漁り、何とか危機を脱したいともがいていた。

その中で、ホリスの著書とその訳者である黒川昭登先生との出会いは救いだった。学生時代には敬遠していたソーシャルワークの古典は、筆者の臨床現場で必要とされていた知識と技術とがぎっしりと詰まっていた。また、黒川昭登先生のスーパービジョン研究会に数年間通わせてもらい、自分のもがいてきたソーシャルワークの道が決して間違っていなかったことを確認できた。要は、目の前のクライエントに、より役立つことができればどんな理論や技術でも取り入れていく節操のなさがソーシャルワークの特徴の1つであることを理解できたのだと思う。

(4) ソーシャルワークの統合

その後、再びエコロジカル・ソーシャルワークの書籍に出会うことによって、筆者の頭の中にソーシャルワークが矛盾なくぴったりとおさまった気がする。どんな次元でどんな理論や技術を使っていても、人間と環境、そしてその交互作用を焦点として仕事をしていれば、それがソーシャルワークであると確信した。エコロジカルな視点は、大きな包容力を持っている。

そして、さらに臨床現場のソーシャルワーカーは、自分の専門領域における関連諸科学の知識を積極的に導入して、専門ソーシャルワークの理論を確立していかなくては、ソーシャルワークの発展はないと思うようになった。なぜならば、エコロジカルな視点からいえば、ジェネラリスト・ソーシャルワークと専門ソーシャルワークは交互作用を行っているので、自分の専門分野を深めることでソーシャルワーク

ホリスの著書
ホリス, F. 著／黒川昭登他訳『ケースワーク—心理社会療法』岩崎学術出版社, 1966.

エコロジカル・ソーシャルワークの書籍
ジャーメイン, C. 他著／小島蓉子編訳・著『エコロジカル・ソーシャルワーク—カレル・ジャーメイン名論文集』学苑社, 1992.

全体の発展に寄与することができるからである（むしろ、臨床現場ではそれしかできない）。

(5) ソーシャルワークの教育

エコロジカルな視点と出会った頃、筆者は臨床現場に加えて教職にも就くことになった。それを機会に自分自身のソーシャルワーカーとしての歩みを振り返ってみると、まさに対人援助の素人が、紆余曲折しながらソーシャルワークを自分の中に確立していった道筋を確認することができた。その道筋は、ソーシャルワークがたどってきた道筋と大枠で重なっており、筆者のソーシャルワーク理論と技術との出会いは、精神分析およびソーシャルワークの古典から始まったといえる。

学生の教育にあたって、ソーシャルワークを教えるには「心理的偏向」と敬遠されてきたソーシャルワークの古典をしっかりと勉強させることが大切だと確信した。なぜならば、ソーシャルワークの人間観と価値、そしてそれらを具現化する実践の基本形は、それら古典によって形成されたものだからである。本章のテーマである「臨床」的態度の基本も、ソーシャルワークの古典が教えてくれたものである。それを学んだ上で、現在のソーシャルワークの論議に参加することが、今後のソーシャルワークの発展に寄与することであると確信している。

キーワード集

アイスブレイキング
〔ice breaking〕

利用者間の緊張を解き、リラックスを促す技法。氷のように硬い雰囲気を和らげ、気軽に発言できる環境を創造することをねらいとする。特にグループワークの開始期において用いられる。

アイビイ
〔Ivey, Allen E.〕

マイクロ技法（マイクロカウンセリング）を開発した人物。多くのカウンセリングに共通してみられる技法を「マイクロ技法」として整理・分類した。その基礎となっているのは「基本的かかわり技法」であり、「かかわり行動」「クライエント観察技法」「開かれた質問、閉ざされた質問」「はげまし、いいかえ、要約」「感情の反映」「意味の反映」などが含まれる。

アウトリーチ
〔out reach〕

接触困難な者に対し、援助者の責任において行われる積極的な介入のことをいう。援助を受けることに対して消極的な者や拒否的な感情を抱く者のニーズを発見したり、潜在的ニーズを掘り起こすことに有効な技法である。「訪問」の形態を取る場合が多い。

アグレッシブ・ケースワーク
〔aggressive casework〕

社会福祉の援助が必要な状況にありながら、援助を受けることに消極的な者に対して、援助者側が積極的に働きかけることによって、問題の解決を図ろうとする個別援助活動をいう。

アセスメント
〔assessment〕

ソーシャルワークの過程の１つであり「事前評価」と訳される。利用者が抱える問題の解決やニーズの充足のために、どのような方法を用いて援助していくことが最適なのかを考えるための情報収集・分析・整理の段階をいう。利用者や家族、地域社会などについてのさまざまな情報を収集し、問題の所在や背景、利用者のもつ長所や強さなどを評価することで、利用者のおかれている状況の全体像を理解する。

アフターケア
〔after care〕

ソーシャルワークの過程の１つであり、援助の終結後に行われる社会生活への適応に対する支援や問題再発の予防などをいう。効果的なアフターケアを実施するためには、他の専門職との連携や地域におけるネットワークの形成が不可欠である。

医学（医療）モデル／生活モデル
〔medical model/life model〕

「医学モデル」では、障害や病気を個人的な問題として捉え、疾病・外傷から直接的に生じるものとしている。一方、「生活モデル」では、障害や病気を個人の心身状況と環境状況が相互に影響し合って生じるものとしている。ソーシャルワーカーは、診断や問題の原因に重点をおく「医学モデル」を参考にしつつ、「生活モデル」の視点に立って援助する。

意図的な感情の表出
〔purposeful expression of feelings〕

バイステック（Biestek, F. P.）の示したケースワークの原則の１つであり、感情を表現し解放したいと

いう利用者のニーズから導き出される。援助者の意図的な働きかけによって利用者の感情を引き出し、共感的理解を通じて利用者自身の機能を高めるよう努めることをいう。利用者が自由に感情を表現することは、自らの心理的な混乱を解き、問題の軽減につながる。

インターグループワーク説
〔intergroup work〕
ニューステッター（Newstetter, W. I.）らによって提唱されたコミュニティ・オーガニゼーションの方法。地域社会の問題解決を目的とした協力体制の組織化を促進するために、地域社会における各種グループ（機関・団体・組織等）間の関係を調整する方法をいう。

インターベンション
〔intervention〕
ソーシャルワークの過程の1つであり「介入」と訳される。立案された援助計画を実行に移す段階をいう。援助活動には大きく2つの働きかけがある。1つは利用者のパーソナリティに直接働きかけ、問題の解決を図ろうとするものであり、もう1つは利用者を取り巻く環境に働きかけ、有効な社会資源を活用するといった間接的なものである。通常、両者は効果的に組み合わされながら展開される。

インテーク
〔intake〕
ソーシャルワークの過程における最初の段階をいう。インテークを直訳すると「受付」という意味になるが、単なる事務的な受付ではなく、利用者の不安や緊張の緩和、援助機関の説明などを行う初期の面接を指し、その目的は「問題の把握」と「援助関係の形成」とに大別される。万が一、利用者の意思が確認できなかったり、当該機関で援助を受けることが適切でないと判断された場合には、他機関への紹介や引継ぎが行われる。

インフォームド・コンセント
〔informed consent〕
「説明に基づく同意」「知らされた上での同意」などと訳される。サービス提供の最終決定権は利用者にあるという考えに基づく。利用者の知る権利と、援助者の説明義務の遂行を前提とした、利用者と援助者間の十分な説明と同意のことをいう。

ヴィンター
〔Vinter, Robert D.〕
アメリカのグループワーク研究者であり、「治療モデル」の主唱者。グループ活動を通して、個々のメンバーが望ましい方向に変化することを目的とし、グループワークの実践原則を処遇目標との関連で指摘した。

エゴグラム
〔egogram〕
交流分析理論に基づいて、人間のパーソナリティを「5つの心」で分析・解説するもの。5つの心とは、①CP（批判的な親心）、②NP（養育的な親心）、③A（理想的な大人心）、④FC（自由な子ども心）、⑤AC（従順な子ども心）をいう。それぞれの心に特徴があり、有効な関係と無効な関係をみることができる。

エコマップ
〔ecomap〕
ソーシャルワークにおける図表式の記録（マッピング技法）の1つであり、「支援形成図」や「社会関係地図」と訳される。利用者とその周りの人びとや社会資源との間に存在する問題状況を平易なかたちで描き出すもの。1975年にハートマン（Hartman, A.）によって考案された。

エコロジカル・アプローチ
〔ecological approach〕
有機体と環境との関係を研究する生態学の考え方を取り入れたソーシャルワーク実践。利用者の抱える問題を個人のものとしてではなく、環境との相互関係の中で統合的・全体的に捉える援助方法をいう。代表的な研究者として、ジャーメイン（Germain, C. B.）やギッターマン（Gitterman, A.）らが挙げられる。

エバリュエーション
〔evaluation〕

ソーシャルワークの過程の1つであり、「事後評価」と訳される。援助の終結に向けての評価を行う段階をいう。援助全体を振り返ることによって、援助の有効性や効率性、利用者の援助に対する満足度、ニーズの充足度などを測定する。

エビデンス・ベースド・プラクティス
〔evidence-based practice〕
「科学的根拠に基づく実践」と訳される。科学的根拠に基づく医療の考え方と実践の影響を受け、科学的根拠に基づくソーシャルワークを確立する取り組みがなされている。援助者は適切な効果測定を行い、援助の内容とその効果について説明できなければならない。

エプスタイン
〔Epstein, Laura〕
アメリカの社会福祉研究者。利用者が自覚・意識している具体的な課題を中心に、短期的・集中的な処遇を目指す実践モデル「課題中心アプローチ」を提唱した。

MCO モデル
〔MCO model〕
パールマン（Perlman, H. H.）によって示されたワーカビリティの要素。動機づけ（motivation）、能力（capacity）、機会（opportunity）を指す。

MDS
〔minimum data set〕
ケアプラン作成のためのアセスメント方式の1つ。利用者のニーズや能力などを把握し、ケアプランの作成、評価、修正を行い適切なケアの提供につなげるツールのことをいう。現在では、これまでのMDSを改訂・再構築したインターライ方式が採用されている。

エンカウンター・グループ
〔encounter group〕
ロジャーズ（Rogers, C.R.）によって開発された集団心理療法。グループのメンバーが本音を表現しあうことにより、お互いの理解を深めると同時に、自分自身の受容と成長、対人関係の改善など目指す。

援助過程
〔enjo katei〕
ソーシャルワークにおける開始から終結に至る一連の時間的な流れ、それらを考慮した科学的な方法や手法のことをいう。援助過程は、その対象や方法によって多少異なることが考えられるが、おおむね「問題発見の局面」「情報収集の局面」「情報分析の局面」「援助計画立案の局面」「援助計画実行の局面」「評価の局面」「終結の局面」からなる。

エンパワメント
〔empowerment〕
利用者が有する潜在的な力を引き出すことによって、問題の解決を図るように支援すること。

エンパワメント・アプローチ
〔empowerment approach〕
何らかの問題を抱え無力状態にある者であっても、内的な力を有しているという視点に立ち、その力を引き出し強化することによって、自ら問題の解決が行えるように援助を展開する方法をいう。そのためには、利用者の内面への働きかけや社会的障壁の除去が必要となる。

解決志向アプローチ
〔solution-focused approach〕
1980年代にドゥ・シェイザー（De Shazer, S.）とバーグ（Berg, I. K.）らを中心に示されたブリーフセラピー（短期療法）の1つ。「利用者が解決のエキスパートである」という考えのもと、問題の解明ではなく、直接的に解決を目指し、解決の状態を発展させることに焦点を合わせる心理療法をいう。

介護支援専門員（ケアマネジャー）
〔care manager〕
介護保険制度において、①介護サービスを利用する際に必要なケアプランを作成する、②介護給付費を管理する（給付管理）、③サービス事業者と利用者との間を調整する、などの役割を担う専門職。

開始期
グループワークの過程において、実際にメンバーが集まり活動を始める段階をいう。この段階では、グ

ループの緊張した雰囲気を和らげ、メンバー同士が知り合うことが目標となる。また同時に、グループ活動の目的や運営方法、援助者の役割などについての説明を行うことも重要である。

カウンセリング
〔counseling〕
関連援助技術の1つ。心理的な問題を抱えている利用者に対して、専門職による言語的・非言語的コミュニケーションを通じて問題の解決を図る過程をいう。ケースワークと似ているが、社会資源を利用しないことや心理的問題の解決に焦点が当てられることなどにおいて区別される。

家族システムアプローチ
〔family systems approach〕
家族を1つのシステムとして捉える「家族システム理論」を基盤にしたアプローチ。問題をめぐるシステムに働きかけることで、解決に向かうという前提に立ち、最も身近なシステムとしての家族に働きかける方法をいう。

課題中心アプローチ
〔task-centered approach〕
具体的な課題の設定と契約に基づいて、短期間かつ計画的に援助を行う実践方法をいう。リード（Reid, W. J.）やエプスタイン（Epstein, L.）らによって体系化された。

葛藤解決の原則
コノプカ（Konopka, G.）によって示されたグループワークの原則の1つ。さまざまな葛藤や課題をグループ自らが解決できるように導くという原則。グループ活動を展開する中では、他者から傷つけられたり、自分に劣等感を抱いたり、グループに抵抗を感じたりと、さまざまな問題に直面する。そのような場面において、自らの力をもって問題の解決に取り組めるよう援助を行っていくことを指す。援助者は、葛藤の背後に他者を理解しようとするエネルギーが隠されていること、またそれを引き出すことによってグループの成長が実現することについて理解を深めるべきである。

カプラン
〔Caplan, Gerald 1917-2008〕
社会福祉、精神医療、急性期医療、ターミナルケアなどの場面で活用される危機理論を構築した人物。カプランは危機状態を「人生の重要な目標に向かうとき、障害に直面し一時的、習慣的な解決方法を用いてもそれを克服できないときに発生する状態」と定義した。「キャプラン」とも記される。

貨幣的ニーズ
人間がもつさまざまなニーズのうち、金銭の給付によって充たすことができるものを指す。したがって、その充足は、貧困や低所得に起因する生存のために必要な生活基盤をつくることを目指すものとなる。

観察効果
グループワークの効果の1つ。他者の発言を聞き自分と照らし合わせることによって、自己の考えや行動などを深くかえりみたり、他者の姿勢を見習いたいという感覚が養われることをいう。

観察法
〔observational method〕
観察することで、研究対象者に関する行動、人格特性、環境などの情報を得て洞察し、それらの関連性を考察したり、そこから仮説を導いたりする研究方法。

感情転移
〔transference〕
「転移」とも呼ばれる。過去の特定の人物に対して抱いていた感情を別の人に置き換えることをいう。援助場面においても、利用者が援助者に対して好意的な感情を抱いたり（陽性転移）、否定的な感情を抱いたり（陰性転移）するケースがある。

管理的機能
スーパービジョンの機能の1つであり、①所属する組織の目的に沿って効果的なサービスを提供できるようにすること、②その組織に所属するスタッフが自身の能力を発揮できるように体制づくりを行うこ

と、③それぞれのスタッフの力量に応じたケースの配分を考えること、などに焦点が当てられる。

危機介入モデル
〔crisis intervention model〕
これまでに獲得した対処方法では乗り越えられない困難に直面し、不安定な状態（危機状態）に陥った利用者に対し、積極的・集中的な援助を行い、危機状態から抜け出すことを目的にする援助モデルをいう。

ギッターマン
〔Gitterman, Alex 1938- 〕
生態学的視座からソーシャルワーク論を展開し、ジャーメイン（Germain, C. B.）とともに「生活モデル」を提唱した。

逆感情転移
〔counter-transference〕
「逆転移」とも呼ばれる。援助場面において、利用者が援助者に特別な感情を抱くことを「感情転移（転移）」というのに対し、援助者が自身の葛藤や愛情などを利用者に抱くことをいう。この場合、援助者が自由さを失い、適切なかかわりができなくなることが考えられる。

教育的機能
スーパービジョンの機能の1つ。スーパーバイジーの援助技能を高め、専門職として効果的なサービスが提供できるように、具体的・実践的な指導や助言を行うことに焦点が当てられる。特に、①より高度な知識・技術を学びそれを実践する能力を培うこと、②自己覚知の機会を創造すること、③学習意欲を持続すること、などが目的とされる。

共感
〔empathy〕
面接技法の1つ。利用者の感じている事柄について、援助者が利用者の立場に近づき理解を深めることをいう。共感的理解は、利用者に落ち着きや情緒的な安定をもたらす。

グランプリ調査法
〔Grand Prix research design〕
効果測定における量的方法の1つ。さまざまな援助方法の効果の違いを比較し、もっとも適した方法を見極めることによって、援助の有効性を測定するものをいう。

グループ・スーパービジョン
〔group supervision〕
スーパービジョンの一形態であり、1人のスーパーバイザーが複数のスーパーバイジーに対して行う事例検討会や研修会など、グループダイナミクスを活かした形式のものをいう。メンバー間で議論することにより学習効果の高まりが期待できるが、スーパーバイザーがメンバー一人ひとりの課題を把握し、目標を達成することには困難がある。

グループダイナミクス
〔group dynamics〕
「集団力学」と訳され、複雑な相互関係によって成立するグループに生じる事象を明らかにしようとする学問をいう。具体的には、グループの発達、グループの種類、グループの問題解決、リーダーシップなどを対象とする。代表的な論者として、レヴィン（Lewin, K.）が挙げられる。

グループの凝集性
グループ活動におけるグループのまとまり。グループ内にメンバーを引きとめるように作用する力をいう。

グループワーク
〔social group work〕
直接援助技術の1つであり「集団援助技術」と訳される。意図的なグループ活動の中で生まれるメンバー間の相互作用とプログラム活動を通して、メンバーの成長やグループの発達を促すことによってニーズを充足させるソーシャルワーク実践をいう。

ケアマネジメント
〔care management〕
関連援助技術の1つ。利用者の必要とするケアを調

整する機能をもち、利用者にとって最適なサービスを迅速に、かつ効果的に提供するための技法をいう。多くの利用者は複数のニーズを抱えている。それらのニーズを充足するためには、さまざまな社会資源と利用者とを結びつけることが必要となる。それを可能にし、また日常生活は横断的に成り立っているという視点から再考し、従来の縦割りのサービスを利用者の立場から再構成する。さらに、サービス提供の窓口をケアマネジャー（介護支援専門員）に一元化することで、容易に社会資源を得ることができる点が特徴といえる。

経験の原則（体験の原則）

コノプカ（Konopka, G.）によって示されたグループワークの原則の１つ。グループ活動でのさまざまな経験（体験）を通して社会的成長を図るという原則。グループワークの特徴は、複数のメンバーと課題の解決に取り組むことである。他者とともに課題に取り組むことによって、意見の衝突や協力することの重要性、その中から生じる怒りや喜びなどの感情、目標を達成したときの満足感や充足感などを得る機会が与えられる。そのような経験（体験）は、メンバーにさまざまな感情を抱かせ、成長を促すことにつながる。

継続評価の原則

コノプカ（Konopka, G.）によって示されたグループワークの原則の１つ。グループ活動を継続的に分析・評価し、次の活動へ発展させるという原則。評価されるべき主な視点として、①目標の達成度、②メンバーおよびグループの変容・成長、③メンバー間の相互作用、④援助のあり方や方向性、などが挙げられる。

傾聴

〔active listening〕

面接技法の１つ。サービス提供場面において、利用者の発する言葉に積極的に耳を傾ける姿勢をいう。援助者には、利用者に関心をもっていることを示す態度や、利用者が話したいことを自由に表現できる機会を創造する姿勢が求められる。

契約

〔contract/engagement〕

ソーシャルワークの過程において、利用者と援助者が目標達成に向けての合意をなすことをいう。契約は、「誰」と「何」を「どのような方法」で「いかにしていくか」を明らかにしていく過程であり、それぞれの利用者への援助を個別化するものである。

ケースカンファレンス／ケアカンファレンス

〔case conference/care conference〕

適切なサービスが提供できるように援助者が集まり、連絡調整や情報交換、討議などを行う会議のことをいう。また、スーパーバイザーからの指導・助言が行われることもある。

ケースワーク

〔social casework〕

直接援助技術の１つであり「個別援助技術」と訳される。専門的知識・技術をもった援助者による、直接的な対面関係を通して、生活の諸問題を抱え困難な状況にある個人とその個人を取り巻く環境との間に個別的な調整を行い、問題解決や課題達成を図るソーシャルワーク実践をいう。

顕在的ニーズ

利用者がニーズの存在を自覚している状態をいう。

ケンプ

〔Kemp, Susan P.〕

ウィタカー（Whittaker, J.）、トレーシー（Tracy, E.）とともに『人－環境のソーシャルワーク実践―対人援助の社会生態学』を著した。その著において、環境を①知覚された環境、②自然的・人工的・物理的環境、③社会的・相互作用的環境、④制度的・組織的環境、⑤社会的・政治的・文化的環境に分類し、「環境アセスメント」や「環境介入」に関する基本的な枠組みと実践的な指針について語っている。

コイル

〔Coyle, Grace 1892-1962〕

「グループワークの母」と呼ばれる。アメリカにお

いてグループワークの成立に寄与した。セツルメント運動などにおける実践を基盤として、デューイ（Dewey, J.）らの進歩主義教育から影響を受けながら、グループワークにおける教育的過程を強調した。

交互作用モデル（相互作用モデル）
〔reciprocal model〕
「媒介モデル」とも呼ばれる。シュワルツ（Schwartz, W.）によって示されたグループワークのモデルの1つ。援助者の役割を個人と社会との有機的な相互援助システムの媒介者としたところに特徴がある。

構成主義アプローチ
社会構成主義の立場から、個人と社会を客観的存在として捉えず、介入の焦点を個人に当てた援助方法をいう。

行動主義モデル
社会的に不適切な行動や習慣など（不適応行動）を、学習理論に基づいて変化させようとする行動療法を導入したソーシャルワークのモデルをいう。

行動変容アプローチ
〔behavior modification approach〕
学習理論に基づいたソーシャルワークのアプローチ。利用者の抱える問題に焦点をおき、問題行動が除去されたり、修正されたりすることを目標に据えた援助方法をいう。

合理化
〔rationalization〕
防衛機制の1つであり、自分の行動の本当の動機を無意識のうちに隠し、他のもっともらしい理由をつけて納得したり、正当化したりすることをいう。たとえば、仕事上のミスを周りの人間やパソコンなどの機器の責任にすることなどがこれにあたる。

ゴスチャ
〔Goscha, Richard Joseph〕
アメリカの社会福祉研究者。ラップ（Rapp, C. A.）とともに『ストレングスモデル―精神障害者の

ためのケースマネジメント』（2006）を著し、ストレングスモデルの原則として、①精神障害者はリカバリーし、生活を改善し高めることができる、②焦点は欠陥ではなく、個人のストレングスである、③地域を資源のオアシスとしてとらえる、④利用者こそが支援関係の監督者である、⑤ケースマネジャーと利用者との関係性が根本であり本質である、⑥われわれの仕事の主要な場所は地域である、ことを挙げている。

古典的実験計画法
〔classical experimental design〕
「プリテスト−ポストテスト統制群法」とも呼ばれる。福祉サービスを評価するために、利用者を実験群と統制群に無作為割当によって分けて追跡調査を行い、2つの群を比較研究する調査方法をいう。

コノプカ
〔Konopka, Gisela 1910–2003〕
アメリカのグループワーク研究者。集団がもつ力動を活用した治療的グループワークの発展に貢献した。施設入所者、非行少年、情緒障害児などに対するグループワークで有名。

コーピング・クエスチョン
〔coping question〕
解決志向アプローチにおける質問法の1つであり、困難を乗り越えるために、クライエントが用いることができる力や有効な対処法などを評価するものをいう。自分の強さや資源を見出せるよう援助することで問題解決に向かわせる。なお、過去の対処方法に焦点を合わせて、「そのときはどのような方法で乗り越えてきたのですか（生き延びてきたのですか）」という際には、サバイバル・クエスチョンと呼ばれることもある。

個別化
〔individualization〕
バイステック（Biestek, F. P.）の示したケースワークの原則の1つであり、1人の個人として迎えられたいという利用者のニーズから導き出される。利用者の人格や抱える問題、取り巻く環境などを的確に理解し援助を展開することをいう。たとえ同じよう

なケースであっても、個別性や独自性をもった個人として対応し、またその立場を尊重するべきであるといったケースワークの基本的な原理である。

個別化の原則

コノプカ（Konopka, G.）によって示されたグループワークの原則の1つ。「メンバーの個別化」と「グループの個別化」という2つの側面から捉えられる。前者は各メンバーが個性を失うことなく活動に取り組めるよう、その個人差を理解したうえで援助を展開するものであり、後者は社会に存在するグループはそれぞれ独自の性格をもっているため、それを把握したうえで援助を行うといったものである。

個別スーパービジョン

スーパービジョンの一形態であり、スーパーバイザーとスーパーバイジーの1対1の関係を通して面接形式で行われるものをいう。信頼関係が育ちやすく、課題に対して深く掘り下げることができるが、一方で限定的な指導・助言になることも考えられる。

コミュニケーション

〔communication〕

社会生活を営む中で、互いに意思や感情、思考などを伝達しあうことをいう。言語や音声を用いて伝達・受容する「言語的コミュニケーション」と、言語以外の表現（身振り・表情・態度等）を用いて伝達・受容する「非言語的コミュニケーション」とがある。

ゴールドシュタイン

〔Goldstein, Howard 1922-2000〕

ソーシャルワークの統合理論の研究において、システム論を用いた「全体論的ソーシャルワーク論」を展開した。

コンサルテーション

〔consultation〕

関連援助技術の1つ。援助者が関連する他分野の機関や専門家から、対等な立場で、助言・指導を受ける活動のことをいう。スーパービジョンと似ている

が、助言を求める対象が他の領域であることや管理的機能をもたないことなどの点で区別される。

作業期

グループワークの過程において、メンバーが自らの課題に取り組み、目標を達成していく段階をいう。この段階では、メンバー間の相互作用が生まれるよう促すことが重要となる。

サービス担当者会議

介護保険制度において居宅介護支援事業者が行う会議。居宅サービス計画作成のために、関係者間で利用者の情報を共有し、専門的な見地から意見を求めて調整を図ることを主な目的とする。

サリービー

〔Saleebey, Dennis 1936-〕

「サリーベイ」とも記される。ソーシャルワーク実践におけるストレングス視点を提唱した人物。ストレングスを「人間は困難でショッキングな人生経験を軽視したり、人生の苦悩を無視したりせず、むしろこのような試練を教訓にし、耐えていく能力である復元力を基本にしている」とした。

参加の原則

コノプカ（Konopka, G.）によって示されたグループワークの原則の1つ。グループ活動に対して、メンバーの自主的・主体的な参加を促すという原則。援助者には、メンバーの参加への動機づけと、メンバーが活動に主体的に関わっていけるような環境を創造することが求められる。

ジェネラル・ソーシャルワーク

〔general social work〕

ケースワーク、グループワーク、コミュニティワークなどを統合したソーシャルワークの体系。専門分化した援助方法ではなく、システム論や生態学的視座などを共通基盤として取り入れ、多様な問題に対して総合的な援助を展開するソーシャルワーク実践をいう。

ジェノグラム

〔genogram〕

ソーシャルワークにおける図表式の記録（マッピング技法）の１つであり、「世代関係図」と訳される。三世代以上の家族にわたってみられる関係性の特徴を図式化したもの。

自己開示

面接技法の１つ。援助者自身の経験や感情などに関する個人的な情報を、利用者に示すことをいう。援助場面において、適切に用いられることによって話の質が高められたり、信頼関係が深められたりする。

自己覚知
〔self-awareness〕

援助者が自己の価値観や感情などを深い次元で理解することをいう。ありのままの利用者を理解するためには、援助者自身の言動の傾向性を熟知し、先入観などを排除する必要がある。

自己決定
〔self-determination〕

バイステック（Biestek, F. P.）の示したケースワークの原則の１つであり、問題解決の方向などを自分で選択し、決定したいという利用者のニーズから導き出される。利用者の意思を尊重し、利用者自身で選択・決定できるように促すことをいう。しかしながら、利用者の中には選択や決定の能力に欠けているものも少なくない。そのような場合には、援助者が利用者のニーズを明らかにするとともに、選択・決定の代弁を行い、利用者の権利擁護に努めることが重要となる（アドボカシー）。

支持的機能

スーパービジョンの機能の１つ。スーパーバイジーの援助実践をスーパーバイザーが精神的にサポートすることをいう。スーパーバイザーとスーパーバイジーとが課題を共有し、受容と共感を通じて、援助活動の中で生じるジレンマや葛藤の調整を行う、自己覚知の促進とバーンアウトの防止を含めた機能といえる。

持続的支持

ホリス（Hollis, F.）が示した心理社会的アプローチの介入方法の１つ。援助者が利用者に対して関心や理解を表明し、利用者を信頼し受容することによって支持していくことをいう。傾聴、受容、激励、再保証など。

実践モデル
〔social work practice models〕

ソーシャルワークの目的を達成するために、援助者の行動や方針の枠組みを提供するもの。精神分析学や心理学を基盤とした「医学モデル」、生態学や一般システム論を援用した「生活モデル」、ストレングス・パースペクティブによる援助原理を土台にした「ストレングス・モデル」などがある。

実存主義アプローチ
〔existensial approach〕

実存主義思想による概念を用いて、利用者が自らの存在意味を把握し自己を安定させることで、疎外からの解放を目指すソーシャルワーク実践をいう。「今、ここにいる、自分」の主体的な意思決定や自己選択が重視され、自分の行動と決定によって「生きる意味」を見出そうとする。

質問

面接技法の１つ。利用者の話すきっかけをつくったり、話の内容や感情を明確化したりするために、援助者が利用者に問いかけることをいう。応答の仕方によって「開かれた質問」と「閉じられた質問」とに分けられる。前者は利用者が答える内容を限定せず、自由に述べられる問いかけであり、後者は特定の内容に限定した問いかけを指す。

社会資源
〔social resource〕

生活ニーズを充足するために活用される人材や物資の総称をいう。具体的には、社会福祉機関・施設、個人・集団、制度、資金、知識・技能などが挙げられ、フォーマルなものとインフォーマルなものとに区分される。なお、援助者には既存の社会資源に関する知識はさることながら、適切な援助を展開する

ためにも、新たな社会資源を開発する責務がある。

う。

社会診断

〔social diagnosis〕

医学モデルに依拠するケースワークの過程の1つ。インテークの後に行われる情報分析、問題の明確化の段階をいう。今日では、「社会診断」に代わって「アセスメント」という用語が使用されている。

社会的目標モデル

〔social goals model〕

「社会諸目標モデル」とも呼ばれる。伝統的なグループワークの実践モデルであり、成熟した市民を育成するために、グループ経験を通じて必要な行動様式を育み強化し、社会的責任という価値観を身につけていくことをねらいとしている。

ジャーメイン

〔Germain, Carel Bailey 1916-1995〕

ギッターマン（Gitterman, A.）とともに『ソーシャルワーク実践における生活モデル』（1980）を刊行し、ソーシャルワークに生態学的視点を導入し、実践モデルを体系化した。ジャーメインらによって提唱された人と環境との関係や利用者の生活実態に合わせたソーシャルワークのモデルを「生活モデル」という。

終結期／終結・移行期

グループワークの過程において、メンバーとともに目標達成の程度や活動の評価を行い、全体的なまとめをする段階をいう。終結の理由として、①目的・目標を達成した場合、②計画していた回数や期間を満たした場合、③援助者が退職や異動などで不在になった場合、④参加者が減少し自然消滅した場合、⑤グループ活動を継続しても効果が期待できない場合、などが挙げられる。なお、この段階は、メンバーがグループ活動を通して得たものをもとに次のステップへ移っていく「移行期」とも捉えられる。

集団思考

グループワークの効果の1つ。集団が合議によって意思決定をする際、集団の強い結束力がマイナスに作用し、不合理で危険な決定が容認されることをいう。

集団比較実験計画法

〔group comparison experimental design〕

効果測定における量的方法の1つ。調査の対象となる利用者を、援助を受けるグループ（実験群）と援助を受けないグループ（比較統制群）とに分け、援助活動の後にグループ間の相違を観察し、援助の有効性を測定するものをいう。

受容

〔acceptance〕

バイステック（Biestek, F. P.）の示したケースワークの原則の1つであり、価値ある人間として受けとめられたいという利用者のニーズから導き出される。利用者の態度、行動、価値観など、あるがままの姿を受け容れることをいう。利用者は、援助者に受容されることによって、安心感や信頼感をもって自らの問題を語るようになる。

シュワルツ

〔Schwartz, William 1916-1982〕

アメリカのソーシャルワーク研究者。グループワークの研究において「相互作用モデル」を提唱し、ソーシャルワーカーの役割をグループとメンバーとの媒介者として規定したところに特徴がみられる。

純粋性

〔genuineness〕

「真実性」「一致性」とも呼ばれる。ロジャーズ（Rogers, C. R.）が示したカウンセリングにおける基本原則の1つ。援助関係において、援助者が自身の内面にある感情や態度に十分に開かれていて、ありのままの自分でいることをいう。

準備期

グループワークの過程において、メンバーとの波長合わせを行ったり、メンバーの生活、感情、ニーズなどを理解し問題を明確にしたりする段階をいう。また、援助を行うスタッフの準備段階でもあり、グループワーク開始後に起こりうる問題について予測し、検討することが重要となる。

昇華
しょうか

〔sublimation〕
防衛機制の1つであり、現実の社会では認められない欲求や衝動を社会的・文化的に価値ある行動に置き換えて実現することをいう。たとえば、社会に対する不平や不満を、小説を書くことによって表現し満足感を得ることなどがこれにあたる。

障害受容
しょうがいじゅよう

自身の障害とそれに伴う生活機能の変化を客観的・現実的に認め、適応していくことをいう。障害受容の過程は、①ショック期、②否認期、③混乱期、④解決への努力期、⑤受容期、とされる。

浄化法
じょうかほう

ホリス（Hollis, F.）が示した心理社会的アプローチの介入方法の1つ。利用者や利用者の状況について探索し、感情の解放を行うことをいう。カタルシス。

助言・提案
じょげん・ていあん

面接技法の1つ。「情報提供」の技法に関連するものであり、援助者としての意見や提言をすることをいう。意見や提言をする際には、押し付けにならないように注意する必要がある。

叙述体
じょじゅったい

〔narrative style〕
ソーシャルワークにおける記述式の記録の1つ。事実を日記や物語のように時間的順序に沿って、ありのまま記述する文体をいう。叙述体には、過程を記述する「過程叙述体」と短縮して記述する「圧縮叙述体」とがある。

事例研究
じれいけんきゅう

〔case study〕
効果測定における質的方法の1つ。それぞれのケースに関する詳細な記録をもとに、利用者が抱える問題とそれに対する援助者の働きかけを質的に分析し、援助の有効性を測定するものをいう。

シングル・システム・デザイン

〔single system design〕
効果測定における質的方法の1つ。単一事例実験計画法ともいう。1つの事例から援助活動の有効性を測定する方法であり、援助を行う前（ベースライン期）の問題状況と、援助を受けた後（インターベンション期）の問題状況とを時間の流れに沿って繰り返し観察し、問題の変化と援助との因果関係を捉えるものをいう。

心理社会的アプローチ
しんりしゃかいてき

〔psychosocial approach〕
利用者の抱えている問題を、心理的側面と社会的側面との関係性によって捉え、援助を展開していく方法をいう。ホリス（Hollis, F.）によって体系化された。

スクリーニング

〔screening〕
ケアマネジメントの過程の1つであり「仕分け」「ふるい分け」「選別」などの意味をもつ。受付から予備調査（対象者の属性・主訴等の聞き取り）で明らかになった情報を整理し、ケアマネジメントによる援助が適切であるか否かの判断をするプロセスをいう。

スケーリング・クエスチョン

〔scaling question〕
解決志向アプローチにおける質問法の1つであり、クライエントの経験や今後の見通しを数値に置き換えて確認するものをいう。スケーリングとは測定するという意味で、その内容の中心はクライエントの置かれている状態を自らが測定することにあり、良い状態と悪い状態の具体的な差異をみつけるものである。

ストレス・コーピング理論
りろん

〔stress coping〕
ストレッサーに対する何らかの対処行動をストレス・コーピングという。ソーシャルワークの分野では、特に危機介入アプローチと関連がある。

ストレングス視点
してん

〔strengths perspective〕
利用者のもつ弱さや欠陥ではなく、強みや積極的・

肯定的側面などに焦点を当て、それらを伸ばしていこうとする考え方をいう。なお、問題解決を行うためのストレングスは、個人や家族のみならず、集団や地域社会にも見いだすことができる。

ストレングスモデル（強み活用モデル）
〔strengths model〕
ラップ（Rapp, C. A.）とゴスチャ（Goscha, R. J.）のストレングスモデルの原則を特徴とし、利用者の病理や欠陥ではなく、個人の強みに焦点を当てた援助展開のあり方を重視する。

スーパービジョン
〔supervision〕
関連援助技術の1つ。社会福祉機関や施設において実施される、スーパーバイザーによるスーパーバイジーへの管理的・教育的・支持的機能を遂行していく過程をいう。スーパーバイジーの援助の質を高め、よりよい実践ができるよう、スーパーバイザーが具体的な事例をもとに適切な指導・助言を行うプロセスのこと。なお、スーパーバイザーとは指導・助言をする側（熟練した援助者）を指し、スーパーバイジーとは指導・助言を受ける側（経験の浅い援助者）をいう。

スモーリー
〔Smalley, Ruth Elizabeth 1903-1979〕
アメリカの社会福祉研究者。ケースワークにおける機能主義論者であったロビンソン（Robinson, V.）やタフト（Taft, J.）らの理論を継承し、発展させた。

生活場面面接（ライフスペース・インタビュー）
〔life space interview〕
レドル（Redl, F.）らによって提唱された面接の技法。面接室などで行われるものではなく、利用者の日常生活が営まれる環境（自宅・ベッドサイド・廊下等）において行われる面接をいう。比較的リラックスした雰囲気の中でなされるため、利用者の率直な訴えなどを把握することができるが、一方でプライバシーに特に配慮する必要がある。

制限の原則
コノプカ（Konopka, G.）によって示されたグループワークの原則の1つ。グループの行動に建設的な制限を加え、一定の条件下でも効果的な活動が行えるように促すという原則。

説明体
〔interpretation style〕
ソーシャルワークにおける記述式の記録の1つ。事実に対して援助者の解釈などを説明するための文体をいう。事実と解釈とが織り交ぜられるため、それらを区別して記述することが必要となる。

セルフ・スーパービジョン
〔self supervision〕
スーパービジョンの一形態であり、スーパーバイザーの介入を求めずにソーシャルワーカー自身で行うものをいう。たとえば、自らが担当した面接場面を録画・録音しておき、それを視聴することによって自分の発言や応答の仕方などを確認・評価し、専門職としての成長を図ろうとするものなどが該当する。

セルフヘルプグループ
〔self help group〕
「自助グループ」とも呼ばれる。身体的・精神的な障害や疾患、さまざまな依存症など、共通の問題を抱える人たちが、自分の問題を自分で解決するために形成するグループをいう。メンバー同士は対等であり、お互いの支え合いや共感、情報交換などの機能をもつ。

潜在的ニーズ
社会的な判断ではニーズの存在が確認されているが、利用者自身にニーズの存在が自覚されていない状態をいう。

ソシオメトリー
〔sociometry〕
モレノ（Moreno, J. L.）らによって体系化されたグループの分析方法。ソシオメトリックテストによって、グループの構造（人間関係・特性等）を明らか

にするもの。

ソーシャル・サポート
〔social support〕
個人の精神状態とストレスとの関連における研究から生まれた概念であり、悩みを抱えながら生活している個人に対して、周囲から与えられる支援のことをいう。ハウス（House, S. J.）はソーシャル・サポートを、①情緒による支援、②評価による支援、③情報による支援、④物的手段による支援、に整理した。

ソーシャル・サポート・ネットワーク
〔social support networks〕
何らかの問題を抱える個人を取り巻く家族、友人、ボランティアなどによるインフォーマルな援助と、公的機関や専門職などによるフォーマルな援助が行われる総体をいう。人びとの集まりの間に生じる相互的な援助関係。

SOAP方式
〔Subjective Objective Assessment Plan〕
ソーシャルワークや診療などの際に用いられる記録方法の1つ。「S」は主観的な情報（利用者から提示された情報）、「O」は客観的な情報（身体状況や精神状況などから得られた情報）、「A」は評価（SとOから考えられること）、「P」は計画（援助方針や内容）を指す。この記録法のメリットとして、①利用者の抱えている課題、援助者の援助に対する考え方や援助のプロセスなどが明確になる点、②記載が整理されるため誰が見てもわかりやすい点、が挙げられる。

ソロモン
〔Solomon, Barbara Bryant〕
エンパワメントをソーシャルワークの分野に取り入れた人物とされる。ソロモンは、エンパワメントを高めていく介入が、①利用者が自分自身を問題を変革していく主体であるとみるよう援助する、②利用者が援助者の知識や技術を活用するよう援助する、③利用者が援助者を問題解決に努力していくにあたってパートナーであると認めるよう援助する、④利用者が「無力化」を変化させられるものと認めるよ

う援助する、のうち少なくとも1つをもっていると示唆した。

ターナー
〔Turner, Francis Joseph〕
カナダの社会福祉研究者。ソーシャルワークの実践において、理論と実践は密接に結びついており、理論は実践にとって決定的に重要であるとした。『ソーシャルワーク・トリートメント』（1974）において、多くの理論を相互に取り入れ連結し、整理した。

タフト
〔Taft, Jessie 1882-1960〕
ロビンソン（Robinson, V.）とともに機能的アプローチの礎を築いた人物。彼女は特に援助機関の機能が果たす役割に着目し、利用者が主体的に問題の解決に取り組むことができるという立場をとった。

ターミネーション
〔termination〕
ソーシャルワークの過程の1つであり「終結」と訳される。援助関係を解消するにあっては、利用者と援助者との共通理解が不可欠となる。この段階では、①これまでの問題解決のプロセスを確認・評価すること、②残された問題を確認すること、③将来的に生じると予測される問題に対処できるよう助言すること、④終結後においても援助の再開が可能であることを伝え安心感をもたせること、などが重要である。

チーム・スーパービジョン
〔team supervision〕
スーパービジョンの一形態であり、さまざまな専門職が共通の利用者に対して、チームとしてどのようなサービスを提供することが望ましいのか、またチームのメンバーがどのように役割や機能を果たすことが望ましいのかという点に着目して行われる形式のものをいう。

直視
面接技法の1つである「焦点化」の一種。焦点化とは、利用者との関係の形成や面接の進展に合わせて

適切な判断の上で行われる介入の技法であり、問題の解決のためにより深く状況を「解釈」したり、利用者の言動に含まれる矛盾や不一致を指摘して「対決」したり、問題の解決に向けて避ける傾向にある話題について「直視」するよう導くことをいう。

直接援助技術

利用者に対して、援助者が直接かかわることによって問題解決や課題達成を図ろうとする援助技術をいう。ケースワーク（個別援助技術）とグループワーク（集団援助技術）とで構成される。

直接的指示

ホリス（Hollis, F.）が示した心理社会的アプローチの介入方法の1つ。援助者の意見や態度を表明することによって、利用者の行動に対して直接的に影響を与えることをいう。賛意、強調、助言、介入など。

直面化

〔confrontation〕

面接技法の1つ。利用者が否認し目を背けている心的現実や葛藤によって生じている話の矛盾点などを指摘することをいう。直面化することにより、利用者が自らの葛藤や矛盾に気づいたり、話しやすくなったりすることにつながる。ただし、利用者が責められていると感じるケースもあるため、共感的・支持的な態度で臨み、限定的に用いる必要がある。

DCM

〔Dementia Care Mapping〕

「認知症ケアマッピング」とも呼ばれる観察式評価方法。イギリスの臨床心理学者であったキットウッド（Kitwood, T.）らによって「パーソン・センタード・ケア」を実践するために開発された。DCMでは、共有スペースにいる認知症高齢者の連続した行動を6時間以上観察し、5分ごとに記録を行う（マッピング）。マッピングでは、①どのような行動をしているか、②よい状態かよくない状態か、③本人とケアスタッフとのかかわりはどうか、などが記録される。

同一視

〔identification〕

防衛機制の1つであり、他者が所持する優れた能力や実績などを、自分のものであるかのように見なしたり、感じたりすることをいう。他者と自己とを同一とみなす場合と、他者の属する性質や態度を自分の中に取り入れて同一化する場合とがある。たとえば、自分の尊敬する人と同じ洋服を着たり、同じ髪型にしたりすることなどがこれにあたる。

統合アプローチ

ケースワークやグループワーク、コミュニティワークなどの専門分化された機能を統合化した援助方法をいう。具体的には、①時と場所によってそれぞれの方法を使い分ける「コンビネーション・アプローチ」、②それぞれの共通点を探し出して一般化し、問題状況に応じて特別な知識や技術を付加し現実問題に対応する「マルチメソッド・アプローチ」、③それぞれ分化した方法を新たな包括的原理・理論で統合し、その方法で対応する「ジェネラリスト・アプローチ」が挙げられる。

統制された情緒的関与

〔controlled emotional involvement〕

バイステック（Biestek, F. P.）の示したケースワークの原則の1つであり、共感的な反応を得たいという利用者のニーズから導き出される。援助者が自らの感情を自覚し、適切にコントロールして利用者に関わることをいう。援助者は個人的な感情や自己満足を援助の中にもち込むことを避け、専門的な立場から冷静に関わることができるように自らの感情を統制する。

ドナベディアン

〔Donabedian, Avedis 1919–2000〕

アメリカの医療経済学者。医療サービスの品質評価において、① structure（構造）、② process（過程）、③ outcome（結果）の観点からのアプローチが有効であるとした。

ドラッカー

〔Drucker, Peter Ferdinand 1909–2005〕

「マネジメントの父」と呼ばれる。現代のマネジメント思想において、多くの概念や用語を創出した。彼の示した概念は、社会福祉の運営管理（経営管

理）においても有効に活用される。

トール
〔Towle, Charlotte 1896–1966〕
アメリカの社会福祉研究者。1945年に『コモン・ヒューマン・ニーズ』を著し、利用者が人間として共通の欲求を抱いているという視点から利用者理解と援助原則を考察し、ソーシャルワークの発展に貢献した。

トレッカー
〔Trecker, Harleigh Bradley 1911–1986〕
アメリカのグループワーク研究者。グループワークの実践の場を社会福祉施設などに限定せず、青少年の健全育成を図るために、社会教育の場にも適用した。

ナラティブ・アプローチ
〔narrative approach〕
社会構成主義の立場から、利用者の語るストーリーを通して援助を展開する方法をいう。援助者は利用者が語る物語を聴き、その人らしい解決法をともにみつけていく。その方法は、①利用者の語る物語（ドミナント・ストーリー）を聴く、②問題を外在化する、③反省的質問をする、④ユニークな結果をみつける、⑤新しいストーリー（オルタナティブ・ストーリー）を構築していく、といったプロセスで進められる。

ニーズ推計
サービス資源の整備目標を設定する際に用いられる手法。ニーズを一定の基準でカテゴリーに分類し、それぞれの出現率の推計に基づいてサービスの種類や必要量を算出する。

ニューステッター
〔Newstetter, Wilber 1896–1972〕
グループワーク教育と実践に大きく貢献した。コミュニティ・オーガニゼーションの定義として「インターグループワーク説」を提唱したことでも知られている。

ネットワーク
〔network〕
関連援助技術の1つ。連帯と協力を基調にともに生きる社会の実現を目指して、個人・集団・機関などを組織化していく活動をいう。問題を抱えている利用者を取り巻く環境を再編成し、より重層的な地域福祉の展開を期待するものである。

PIE
〔person-in-environment〕
社会福祉実践におけるアセスメントのツール。利用者が訴える社会生活機能の問題を、記述し、分類し、記録するための道具をいう。社会生活機能とは、利用者が日常生活に必要な活動を行うことのできる能力や、利用者の属する集団の文化や地域社会にとって重要な社会的役割を果たすことのできる能力を指す。

バイステック
〔Biestek, Felix Paul 1912–1994〕
アメリカの社会福祉研究者。利用者と援助者との間に望ましい援助関係を形成するために、①個別化、②意図的な感情の表出、③統制された情緒的関与、④受容、⑤非審判的態度、⑥利用者の自己決定、⑦秘密保持、のケースワーク7原則を示した。

パターナリズム
〔paternalism〕
「父権的温情主義」と訳され、本人の意思にかかわりなく、本人の利益のために、本人に代わって意思決定をすることをいう。社会福祉の分野では、専門職的権威による配慮と利用者による従順で依存的な関係が考えられる。

パターン力動的反省
ホリス（Hollis, F.）が示した心理社会的アプローチの介入方法の1つ。利用者の応答の仕方や行動の傾向についての反省的な話し合いのことをいう。行動パターンを明確化し、出来事に対する行動や感情を特定化する。

波長合わせ

グループ活動を開始するにあたり、メンバーのグループ参加への不安や緊張などの気持ちを察知し受け止め、対処していくことをいう。特にグループワークの準備期において行われる。

発達的な反省

ホリス（Hollis, F.）が示した心理社会的アプローチの介入方法の1つ。利用者の応答の仕方や行動の傾向に関する発生的・発達的要因についての反省的な話し合いのことをいう。幼少期の生活や経験について反省的に考察する。

ハートマン

〔Hartman, Ann〕

「ハルトマン」とも記される。エコロジカル・ソーシャルワークの視点から、家族とその周りの人びとや社会資源の間にみられる問題状況を図解と文字で示す「エコマップ」を考案した。

バートレット

〔Bartlett, Harriett M. 1897-1987〕

アメリカの社会福祉研究者。『社会福祉実践の共通基盤』（1970）を刊行し、「価値」「知識」「介入」を社会福祉実践の共通基盤に不可欠な要素として位置づけた。

ハミルトン

〔Hamilton, Gordon 1892-1967〕

ケースワークにおける診断主義の代表的論者。「インテーク－社会調査－社会治療」といった過程に基づく方法を確立した。

パラレルプロセス

〔parallel process〕

パラレルとは、平行なこと、2つの物事の状態や傾向などが同じような関係にあることをいう。スーパービジョン関係と専門的な援助関係とには、同じような感情や状況が現れることを示す概念。

パールマン

〔Perlman, Helen Harris 1905-2004〕

アメリカの社会福祉研究者。『ケースワーク：問題解決の過程』（1957）を刊行し、ケースワークの核となる要素として4つのP（人、問題、場所、過程）を明らかにした。従来の診断主義的ケースワークのアプローチを踏まえながら、機能主義的方法の長所を積極的に取り入れ、問題解決アプローチの体系化に努めた人物で、折衷派と呼ばれる代表格である。

バワーズ

〔Bowers, Swithun 1908-〕

カナダの社会福祉研究者。さまざまなケースワークの定義を分析し、「利用者の内的能力の活発化」「社会資源の活用」を特徴とした自らの定義を示した。援助活動は創造的であるとし「アート（art）」と呼んだ。

バーンアウトシンドローム（燃え尽き症候群）

〔burnout syndrome〕

労働者が身体的、精神的、感情的に枯渇してしまう状態。心身ともに疲れ果てたという感覚（情緒的消耗感）、人を人と思わなくなる気持ち（非人格化）、仕事のやりがいの低下（個人的達成感の減退）という3要素で測定する方法が提唱されている。

反映

面接技法の1つ。利用者の話す事柄や感情を、援助者が利用者に返していくことをいう。事実だけではなく、感情にも焦点を当て応答することによって、利用者が自らの感情に気づき、理解することにつながる。

反動形成

〔reaction formation〕

防衛機制の1つであり、抑圧している欲望や考えと正反対の態度、行動をとることをいう。たとえば、嫌いな上司に対するネガティブな感情を抑え、極端に丁寧に接したり、不自然に尊敬しようとしたりすることなどがこれにあたる。

ピア・スーパービジョン

〔peer supervision〕

スーパービジョンの一形態であり、援助に関わる援

助者同士や学生同士などが同じ課題を抱える仲間（ピア）として行う事例検討会などを指す。上下関係が生じにくく自由な発言が可能となるが、一方で話の方向性が定まらなかったり、内容が深まらなかったりすることが考えられる。

非貨幣的ニーズ

金銭のみで解決される貨幣的ニーズに対して、対人福祉サービスの給付（現物給付）によって充足が可能となるものを指す。わが国ではその充足のために社会福祉施設が多く活用されてきた経緯がある。

非審判的態度

〔non-judgmental attitude〕

バイステック（Biestek, F. P.）の示したケースワークの原則の１つであり、一方的に非難されたくないという利用者のニーズから導き出される。利用者の言動や態度などに対して援助者の価値観や倫理観のみに基づく判断は避け、またそのような価値観や倫理観を利用者に強制しないことをいう。

秘密保持

〔confidentiality〕

バイステック（Biestek, F. P.）の示したケースワークの原則の１つであり、自身の秘密をしっかり守りたいという利用者のニーズから導き出される。援助を展開する中で知り得た情報は公にせず、利用者のプライバシーや秘密を守り、信頼感を保つことをいう。それにより利用者は自らの問題について語ることが可能となる。

ヒヤリ・ハット

援助場面における事故につながりかねない危険な体験のこと。「ヒヤリ」としたり「ハット」したりするような事故寸前の危険な事態をいう。援助者がヒヤリ・ハットの情報を蓄積し共有することは、事故を未然に防ぐために有効とされる。

ヒューマンニーズの階層

マズロー（Maslow, A. H.）による欲求の段階説。第一段階を「生理的欲求」、第二段階を「安全と安定の欲求」、第三段階を「所属と愛情の欲求」、第四段階を「承認の欲求」、第五段階を「自己実現の欲

求」とした。

費用・効果分析

計画されたサービスを実施するために必要となる費用と、それによって達成された効果を相互に関連させて、効率性という視点から分析し、評価する方法をいう。

表明されたニーズ

利用者によってニーズが自覚され、そのニーズを表明した状態をいう。

表明されないニーズ

利用者によってニーズが自覚されてはいるが、そのニーズを表明しない状態、あるいは何らかの理由によって表明できない状態をいう。

ピンカス

〔Pincus, Allen〕

ミナハン（Minahan, A.）とともに、ソーシャルワークを１つのシステムと捉え、そのシステムを構成する、①クライエント・システム（サービスを利用し問題解決に取り組もうとする個人や家族）、②ワーカー・システム（サービスを利用し問題解決に取り組んでいくことができるように援助する者や機関・施設）、③ターゲット・システム（利用者の問題解決のために標的として対応すべき者や組織体）、④アクション・システム（問題解決に取り組んでいくために参加・協力する者や資源）の４つのサブシステムを示した。なお、ワーカー・システムは「チェンジ・エージェント・システム」と表現されることもある。

ファミリーマップ

〔family map〕

ソーシャルワークにおける図表式の記録（マッピング技法）の１つであり、「家族図」と訳される。家族成員の相互交流における力関係、それを反映したコミュニケーション状況や情緒的交流を図式化し、家族の問題状況を表現するもの。

フェイスシート

〔face sheet〕

ソーシャルワークの記録において、利用者の属性（氏名・年齢・性別・職業等）がまとめられたシートをいう。また、社会福祉調査において、調査対象者の属性に関する質問を指すこともあり、属性別のクロス集計の際に用いられる。回答への抵抗感を軽減するために調査票の最後に載せることが一般的である。

フェミニストアプローチ

フェミニズムの視点から行うソーシャルワーク実践であり、ジェンダー概念を取り入れることやエンパワメントを促すことなどにその特徴がある。フェミニズムは女性拡張主義や女性解放思想などと訳され、性差別を廃止し、抑圧された女性の権利を拡張しようとする思想や運動などの総称である。

福祉サービス第三者評価基準ガイドライン

2004（平成 16）年に厚生労働省によって示された。第三者評価とは、福祉サービスの質の向上や選択支援などを目的に、福祉サービス事業者でも利用者でもない第三者機関が、事業者、利用者、必要があればその他に対する調査を行い、事業者の提供するサービスの質を客観的な立場から総合的に評価することをいう。

福祉ニーズ

「要援護性」「援助の必要性」をいう。個人の欲求を充たすといった恣意的なものではなく、その時代の社会情勢や文化的背景などの視点をもった、社会生活を営むうえで必要とされるものの充足を示す概念であり、単なる欲求や要求とは異なる。

ブトゥリム

〔Butrym, Zofia T.〕
イギリスのソーシャルワーク研究者。人間に内在する普遍的価値から引き出されるソーシャルワークにおける価値前提として、①人間尊重、②人間の社会性、③変化の可能性、を挙げた。

普遍化

グループワークの効果の1つ。自分の苦悩と類似した体験を聞くことによってその共通性に気づき、自分が特異であるという認識を改めることをいう。これ

により自己開示を促すことにつながる。

ブラッドショウ

〔Bradshaw, Jonathan〕
1972 年の論文「ソーシャルニードの分類法」において、ソーシャルニードを、①ノーマティブ・ニード（規範的ニード）、②フェルト・ニード（感得されたニード）、③エクスプレスト・ニード（表明されたニード）、④コンパラティブ・ニード（比較ニード）に整理・分類した。

プランニング

〔planning〕
ソーシャルワークの過程の1つであり「計画策定」と訳される。アセスメントの結果を踏まえ、援助計画の立案を行う段階をいう。まずは援助目標の設定がなされ、次いで目標を達成するための具体的な方法（援助計画）が選定される。なお、このプロセスにおいては、利用者自身の問題解決の主体者としての意識を高めることが重要である。

プログラム活動

グループワークにおいて、グループの目標達成のために行われるあらゆる活動（集団討議・スポーツ・ゲーム・音楽・ボランティア活動等）の計画から実施、評価に至るまでの全過程をいう。グループのメンバーそれぞれの目標とグループ全体の目標の双方を達成できるかどうかを基準に選択される。

ベルタランフィ

〔Bertalanffy, Ludwig von 1901-1972〕
オーストリア出身の理論生物学者。システムによって自然や社会を考える一般システム理論を示した。一般システム理論は、世の中のシステム全般に適応できる（一般化できる）ものであると捉えることができる。

ヘルパーセラピー原則

「援助する者が最も援助を受ける」という意味をもつ。他者を援助する過程において、本来、援助を受ける者が得ると考えられる能力や技術を、援助する者のほうがより多く獲得できるという考え方。リースマン（Riessman, F.）によって示された。セルフ

ヘルプグループの中で多く見られる現象である。

ホリス
〔Hollis, Florence 1907-1987〕
アメリカの社会福祉研究者。『ケースワーク：心理社会療法』(1964) を刊行し、「状況の中にある人間」をケースワークの中心概念に位置づけ、心理社会的アプローチを提唱した。

マイヤー
〔Meyer, Carol H. 1924-1996〕
「メイヤー」とも記される、アメリカの社会福祉研究者。利用者の生活を環境との有機的循環作用の中から把握し、対応を統合的に考察しようとする視点を示した（エコシステムズ・パースペクティブ）。エコシステムという視座は、システム思考と生態学的視点の理論的特性を折衷・具備したものであるといえる。

ミナハン
〔Minahan, Anne〕
ピンカス（Pincus, A.）とともに、ソーシャルワークを１つのシステムと捉え、そのシステムを構成する、①クライエント・システム（サービスを利用し問題解決に取り組もうとする個人や家族）、②ワーカー・システム（サービスを利用し問題解決に取り組んでいくことができるように援助する者や機関・施設）、③ターゲット・システム（利用者の問題解決のために標的として対応すべき者や組織体）、④アクション・システム（問題解決に取り組んでいくために参加・協力する者や資源）、の４つのサブシステムを示した。なお、ワーカー・システムは「チェンジ・エージェント・システム」と表現されることもある。

ミラクル・クエスチョン
〔miracle question〕
解決志向アプローチにおける質問法の１つであり、クライエントに問題解決後の状況を具体的にイメージさせるものをいう。空想や想像を通して、①理想の状態をイメージする、②理想と現状との違いを明確にする、③周囲への影響を理解する、ことになり問題の原因ではなく、問題が解決した状態を描かせ

ることにつながる。

メタ・アナリシス法
〔meta analysis design〕
効果測定における量的方法の１つ。特定の援助効果について行われた調査結果を総合し、整理することで援助の有効性を測定するものをいう。

面接技法
利用者との面接の場面で用いられる技法のこと。面接の目的は概ね、①利用者を理解すること、②利用者との関係を構築すること、③利用者を援助すること、である。その目的を達成するために、援助者はさまざまな技法を駆使する。代表的なものとして、「傾聴の技法」「質問の技法」「反映の技法」などが挙げられる。

モニタリング
〔monitoring〕
ソーシャルワークの過程の１つであり「経過観察」と訳される。一連の援助内容を振り返り、計画に沿ったかたちで援助が行われているか、計画された援助が効果を上げているかを実践的に評価する段階をいう。万が一、援助効果が得られていない場合には再検討され、援助目標や援助計画の見直しが図られる。

問題解決アプローチ
〔problem-solving approach〕
パールマン（Perlman, H. H.）によって示された、ケースワークを問題解決の過程であると捉えるアプローチ。利用者が問題解決に向けての動機づけや対処能力を高め、そのための機会を積極的に活用することを中心に据え、利用者自身の問題解決に対する主体性を考慮した援助方法をいう。

要約
面接技法の１つ。話の内容やそれが意図していることの意味、感情などをまとめ（要約）、利用者に伝えることをいう。話の流れが混乱したり、複数の考えを整理したりする場面に有効である。

要約体

〔summary style〕

ソーシャルワークにおける記述式の記録の1つ。事実やその解釈などの要点を整理して記述する文体をいう。

抑圧

〔repression〕

防衛機制の1つであり、自分自身が受け入れられない考え方や感情などを否定し、それらをなかったことにしたり、強引に忘れようとしたりすることをいう。たとえば、親から虐待を受けている子どもが、親に対するネガティブな気持ちを抑え込み、日常では感じないようにすることなどがこれにあたる。

4つのP

パールマン（Perlman, H. H.）が示したケースワークを構成する4つの要素であり、①人（person）、②問題（problem）、③場所（place）、④過程（process）を指す。なお、パールマンは後に、専門職ワーカー（profession）と制度・政策（provision）の2つを加えている。

ライブ・スーパービジョン

〔live supervision〕

スーパービジョンの一形態であり、スーパーバイザーとスーパーバイジーとが一緒に利用者の援助に当たりながら行う形式のものをいう。他のスーパービジョンの形態とは異なり、記録上では理解できない部分が明確化され、即応した指導・助言を行うことが可能となる。ただし、スーパーバイザーの同席・同行に対する利用者の同意が必要である。

ラップ

〔Rapp, Charles Anthony〕

アメリカの社会福祉研究者。『精神障害者のためのケースマネジメント』（1998）において、精神障害者と彼を取り巻く環境の強みに着目し、それに基づくケースマネジメントが有効であるとした（ストレングスモデル）。

ラポール

〔rapport〕

利用者と援助者との間に形成される信頼関係をいう。この信頼関係を基盤に専門的援助関係が確立される。

リーダーシップ

〔leadership〕

集団の目標達成、および集団の維持・強化のために成員によってとられる影響力行使の過程。どのようなリーダーあるいはリーダーシップ行動が最も効果的であるかについては、リーダーシップ特性論、リーダーシップスタイル論、コンティンジェンシー理論などから確認できる。

リード

〔Reid, William James 1928–2003〕

「ライド」とも記される。効果測定に基づく実証主義的な手法で「課題中心アプローチ」を開発した。

リハビリテーション

〔rehabilitation〕

傷病の後遺症の機能回復、障害児（者）や高齢者の「全人間的復権」を目標にQOLを高めること。WHOにおいてリハビリテーションは、医学・職業・教育・社会の4つに分類されている。援助方法にも分類があり、治療的援助・代償的援助・社会環境改善・心理的援助などが挙げられている。

リファーラル

〔referral〕

他機関の紹介、他機関への送致の意味をもつ。ケアマネジメントの過程において、利用者の意思が確認できない場合や当該機関での援助を受けることが適切でない場合には、他機関への紹介や送致が行われる。なお、援助が望まれると判断された者を、地域の関係機関が援助提供機関などに連絡・紹介することも含まれる。

レスポンシビリティ

〔responsibility〕

「責任」「義務」などと訳される。援助の過程にお

いては、利用者からの多種多様な問題提起や問いかけがある。援助者はそれらに対して真摯に応答していく責任を持たなければならない。

ロジャーズ

〔Rogers, Carl Ransom 1902-1987〕

アメリカの臨床心理学者。来談者中心療法を創始した。援助者の基本姿勢として、①共感的理解、②無条件の積極的関心、③純粋性、を挙げている。

ロビンソン

〔Robinson, Virginia P. 1883-1977〕

アメリカの社会福祉研究者。ランク（Rank, O.）の意志心理学を基盤に、機能主義的アプローチを発展させた。

ロールプレイング

〔role playing〕

「役割演技」と訳され、主に心理問題の解決や人間関係能力の向上に用いられる心理的技法をいう。現実の自分と異なる役割を演じることは、問題の解決だけではなく、専門職の教育や訓練にも有効とされる。

ワーカビリティ

〔workability〕

利用者の問題解決に取り組む力（問題解決能力）をいう。パールマン（Perlman, H. H.）が示した問題解決アプローチによって強調された。

われわれ感情

グループワークにおいて、グループ内に連帯感が生まれてくると、自分と他のメンバーを仲間と認識し、「われわれ」「私たち」という呼称を使用するようになる。そのようなグループへの帰属感をいう。

（太字で表示した頁には用語解説があります）

ソーシャルワークの理論と方法
【新・社会福祉士シリーズ8】

2021(令和3)年4月15日　初　版1刷発行

編　者　坂野憲司・増田康弘
発行者　鯉渕友南
発行所　株式
　　　　会社　弘文堂　101-0062　東京都千代田区神田駿河台1の7
　　　　　　　　　　　　TEL 03(3294)4801　振替 00120-6-53909
　　　　　　　　　　　　https://www.koubundou.co.jp
装　丁　水木喜美男
印　刷　三美印刷
製　本　井上製本所

ISBN978-4-335-61213-8

新・社会福祉士シリーズ 全22巻

福祉臨床シリーズ編集委員会/編

2021年度からスタートする新たな教育カリキュラムに対応！

新・社会福祉士シリーズ 1
医学概論

シリーズの特徴

社会福祉士の新カリキュラムに合致した科目編成により、社会福祉問題の拡大に対応できるマンパワーの養成に貢献することを目標とするテキストです。

たえず変動し拡大する社会福祉の臨床現場の視点から、対人援助のあり方、地域福祉や社会福祉制度・政策までをトータルに把握し、それらの相互関連を描き出すことによって、社会福祉を学ぶ者が、社会福祉問題の全体関連性を理解できるようになることを意図しています。

◎＝精神保健福祉士と共通科目